Os Verdadeiros
Oito Corretos
Caminhos

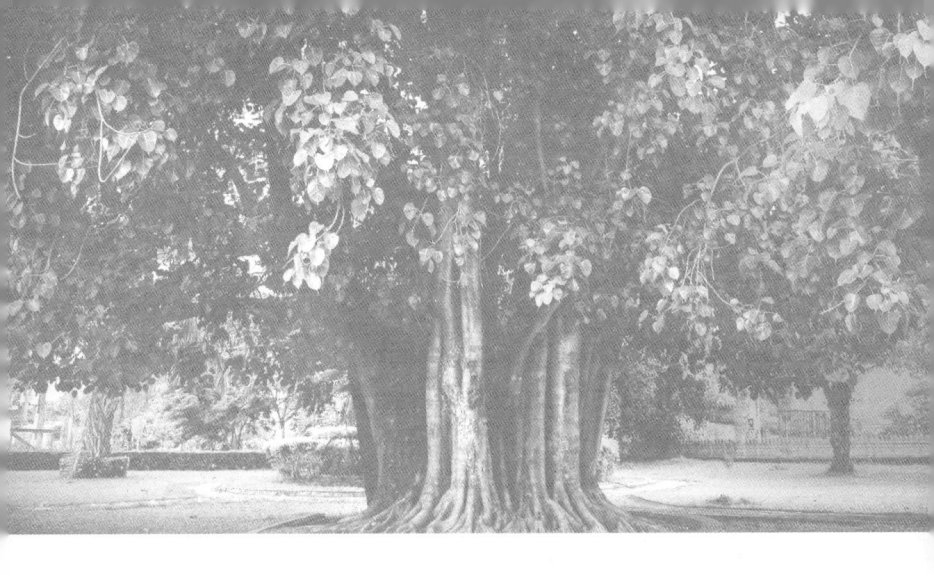

Os Verdadeiros Oito Corretos Caminhos

Um guia para a máxima autotransformação

RYUHO OKAWA

IRH Press do Brasil

Copyright © 2020 Ryuho Okawa
Edição original em japonês: *Shinsetsu Hasshodo – Jikohenkaku no Susume* © 2020 Ryuho Okawa.
Edição em inglês: © 2021 *The True Eightfold Path – Guideposts for Self-Innovation*
Tradução para o português © 2021 Happy Science
Imagem de capa: © Poring Studio / Shutterstock.com

IRH Press do Brasil Editora Limitada
Rua Domingos de Morais, 1154, 1º andar, sala 101
Vila Mariana, São Paulo – SP – Brasil, CEP 04010-100

Todos os direitos reservados.
Nenhuma parte desta publicação poderá ser reproduzida, copiada, armazenada em sistema digital ou transferida por qualquer meio, eletrônico, mecânico, fotocópia, gravação ou quaisquer outros, sem que haja permissão por escrito emitida pela Happy Science – Happy Science do Brasil.

ISBN: 978-65-87485-34-8

SUMÁRIO

Prefácio à nova edição revisada 9
Prefácio 11

Capítulo 1
Introdução
O sentido e o pré-requisito da autorreflexão

1. O que é autorreflexão? 15
2. O que significa ser um ser humano? 17
3. Qual é o ponto de partida da autorreflexão? 19
4. O pré-requisito da autorreflexão – O espírito de devoção
   aos Três Tesouros 24

Capítulo 2
Correta Visão

1. As responsabilidades associadas à visão 29
2. Ver a obra de Deus 32
3. O ponto de partida da Correta Visão 34
4. As imagens que você tem de si e dos outros são como espelhos
   que se refletem 37
5. Critérios para olhar as pessoas corretamente 39
6. A sabedoria que vem antes do amor 45
7. Além da perspectiva diversificada 48
8. Olhe as pessoas com uma combinação de generosidade e rigor 50
9. Perspectivas em relação ao ambiente 55
10. Observe as plantas e os animais 58

Capítulo 3
Correto Pensamento

1. O padrão do Correto Pensamento é a mente de Deus 63
2. Integração de vários ensinamentos 66
3. O sentido da diversidade 70
4. A construção de um consenso no Mundo Celestial 74
5. Três atitudes necessárias para o Correto Pensamento 76
6. Três elementos a serem examinados em relação ao Correto Pensamento 80

Capítulo 4
Correta Expressão

1. A influência das palavras 101
2. Palavras impensadas que machucam você e os outros 105
3. Deixe o orgulho de lado e não tenha medo de pedir desculpas 108
4. Como receber as palavras dos outros 112
5. Agradeça quando receber alguma crítica 113
6. Cultivar pessoas com palavras 117

Capítulo 5
Correta Ação

1. Ética profissional no mundo atual 125
2. As leis da prosperidade no desenvolvimento histórico do cristianismo 128
3. Prosperidade e desenvolvimento na Verdade Búdica 131
4. A autorreflexão do Buda Shakyamuni e a prosperidade de Hermes – O uso de duas rodas 134
5. O Sonho Japonês começa com o reino da Verdade 135
6. A Correta Ação contribui para a evolução da alma 137
7. O trabalho é a base para a construção de uma utopia 140
8. O trabalho e as tarefas cotidianas 143

9. A maternidade como trabalho 146
10. O pensamento vencedor no local de trabalho 151
11. A atitude de ser grato pelas suas circunstâncias 154

Capítulo 6
Correta Vida

1. O sentido moderno da Correta Vida 161
2. Aumente o valor da Verdade por unidade de tempo 163
3. Um estilo de vida que investe no futuro 166

Capítulo 7
Correta Dedicação

1. Os esforços para seguir a mente de Deus ou Buda 173
2. A dificuldade em manter a iluminação 177
3. Demonstre seu conhecimento na prática 180

Capítulo 8
Correta Mentalização

1. Reflexão proativa para desbravar o futuro –
   A Correta Mentalização 187
2. A materialização da mentalização 190
3. A Correta Mentalização é o poder de criar felicidade 193
4. Mude a direção de sua mentalização 197
5. As leis da realização da esperança 200
6. A prática da Correta Mentalização 209
7. Acumule experiência enquanto aguarda 214
8. A importância de esquecer 219

Capítulo 9
Correta Meditação

1. A serenidade interior é o primeiro passo para a felicidade............227
2. Comece a autorreflexão com exercícios de respiração.....................229
3. Receber Luz do Mundo Celestial 231
4. Unir-se a Deus ou Buda..233
5. O estilo de Correta Meditação na Happy Science...........................237

Capítulo 10
Declaração Geral
A importância dos Oito Corretos Caminhos no mundo atual

Qual o propósito dos Verdadeiros Oito Corretos Caminhos?..................245
A autotransformação permite alcançar a verdadeira felicidade
denominada iluminação..250

Posfácio..253
Posfácio à nova edição revisada 255
Sobre o autor..257
O que é El Cantare 259
Sobre a Happy Science 261
Contatos...263
Outros livros de Ryuho Okawa 266

PREFÁCIO À NOVA EDIÇÃO REVISADA

A edição original deste livro foi baseada em uma série de quatro palestras consecutivas que o autor ministrou em 1989, aos 32 anos de idade, na Sala de Treinamento da Happy Science em Nishiogi, Tóquio.

O conteúdo deste livro é de natureza contemporânea, portanto os iniciantes serão capazes de compreendê-lo facilmente.

As Quatro Nobres Verdades – Nascimento, Envelhecimento, Doença e Morte – e os Oito Corretos Caminhos podem ser considerados os principais pilares do budismo, os ensinamentos do Buda Shakyamuni.

Esses dois conceitos estão combinados e são chamados simplesmente de "as Quatro Nobres Verdades e os Oito Corretos Caminhos". Considera-se que a pessoa, ao seguir essa trilha, alcança o estado do "Caminho do Meio" e obtém a sabedoria.

Este livro aproveita a clareza da edição original, incorpora atualizações a respeito do desenvolvimento da Happy Science ao longo dos últimos 31 anos, e faz comentários explicativos do ponto de vista do pensamento budista fundamental.

• Os Verdadeiros Oito Corretos Caminhos •

Tenho grande satisfação em publicar esta nova edição em um estilo mais envolvente.

Ryuho Okawa
Mestre e CEO do Grupo Happy Science
30 de maio de 2020

PREFÁCIO

Fico feliz com a oportunidade de lançar este livro, *Os Verdadeiros Oito Corretos Caminhos*, pois eles constituem um pilar teórico para a disciplina de autorreflexão da Happy Science.

Este livro baseia-se em uma série de quatro palestras consecutivas sobre treinamento de autorreflexão que ministrei aos aprendizes dos níveis intermediário e avançado na Sala de Treinamento da Happy Science, em janeiro deste ano (1989). Penso que nele consegui explicar de maneira completa o que é a autorreflexão, a partir de um ponto de vista atual.

Desejo sinceramente que meus leitores sejam capazes de extrair orientações deste livro, para que possam alcançar a autotransformação, construir uma nova maneira de viver e dar novo alento às suas vidas.

Ryuho Okawa
Mestre e CEO do Grupo Happy Science
Março de 1989

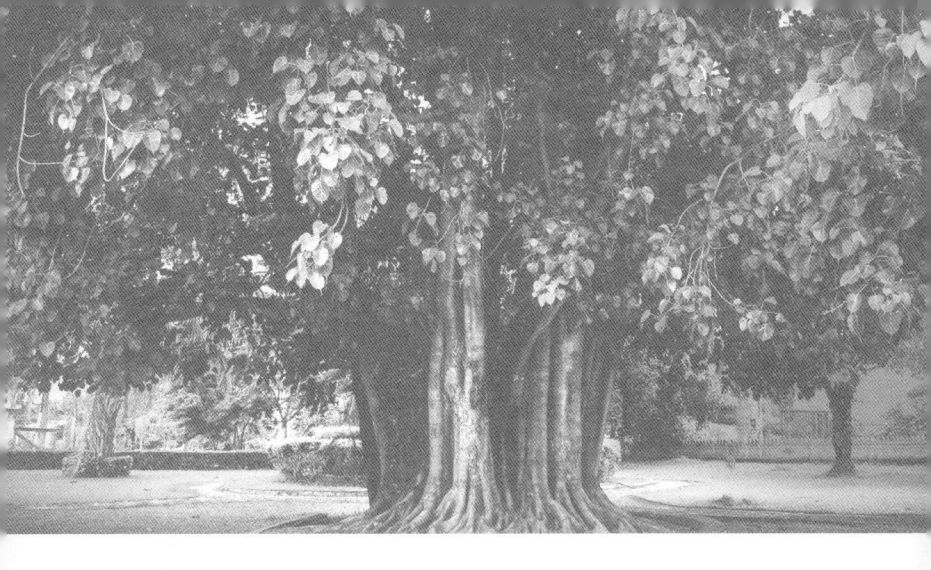

Capítulo 1

Introdução

O sentido e o pré-requisito da autorreflexão

Palestra ministrada em 7 de janeiro de 1989,
na Sala de Treinamento da Happy Science, em Tóquio

• Introdução •

1

O que é autorreflexão?

Por que se exige autorreflexão?

Neste livro, intitulado *Os Verdadeiros Oito Corretos Caminhos*, eu gostaria de apresentar minha interpretação contemporânea dos "Oito Corretos Caminhos" e de que forma devemos analisar os métodos de autorreflexão.

Por que a autorreflexão é necessária agora? Você já pensou profundamente a esse respeito? Alguma vez foi levado a pensar nisso? Ao fazer a si mesmo essas perguntas, é bem provável que se arrependa por ter vivido tantos anos sem pensar profundamente nesse assunto. Como seres humanos comuns, muitos indivíduos provavelmente vivem assim.

Em primeiro lugar, eu gostaria de considerar a razão de existir um conceito de autorreflexão, e por que ele é necessário. Você já deve ter aprendido, a partir dos vários ensinamentos da Verdade e das Mensagens e Revelações Espirituais, que vive um ciclo eterno de reencarnações. Deve ter ouvido falar que há muito tempo está experimentando reencarnações em ciclos de centenas ou mesmo milhares de anos.

A primeira questão que eu gostaria de propor é: "Ao ler a respeito dessas coisas nos meus livros, você encarou-as como meros conhecimentos a serem examinados superficialmente ou como uma sabedoria que compreendeu do fundo de sua alma, como verdades que reconheceu com clareza e com as quais concorda totalmente?".

A importância de se perguntar todo dia: "Quem sou eu?"

Se a reencarnação não é apenas uma teoria ou uma analogia, mas um fato verdadeiro, que tipo de vida você deveria levar enquanto vive aqui na Terra? De que modo deveria viver?

Eu diria que você deveria olhar para tudo o que está acontecendo agora a partir de um ponto no infinito.

Há duas perspectivas possíveis em relação a esse "ponto no infinito".

A primeira é uma visão a partir do passado. É a perspectiva de olhar o presente a partir do tempo em que você começou a viver pela primeira vez como ser humano. A outra perspectiva é olhar para o presente a partir de um futuro situado centenas ou milhares de anos à frente do tempo atual, bem além das próximas décadas, quando todos os indivíduos, sem exceção, já terão deixado este mundo aqui na Terra.

• Introdução •

É por esses dois pontos de vista no tempo, a partir do passado e do futuro, que devemos examinar de que maneira estamos nos comportando no presente. É preciso compreender que é esse o real fundamento da autorreflexão.

A autorreflexão é mais do que uma prática; ela não é um mero pensamento teórico, nem uma consideração feita a partir de um ponto de vista moral.

A autorreflexão está associada ao fato de que Deus deu a você a vida eterna. O fato de você viver uma vida eterna lhe proporciona uma perspectiva que lhe permite olhar para o presente a partir de um passado remoto e a partir de um futuro distante.

Então, o que a autorreflexão significa afinal? Significa saber quem você é. Você precisa despertar e adquirir consciência disso. Em outras palavras, o que estou dizendo é que você não deve esquecer de fazer a si mesmo, todo dia, a pergunta: "Quem sou eu?".

2

O que significa ser um ser humano?

No passado distante, parte da consciência de Deus se dispersou amplamente, e com a ideia de criar seres humanos, essa consciência disseminada individualizou-se na forma humana. Toda pessoa tem essa origem, esse histórico de ter nascido num corpo físico e de ter passado por um treinamento espiritual em vários planetas. Algumas pessoas podem achar que experimentaram a vida apenas no planeta Terra. Mas, no fluxo contínuo e essencial das almas, também receberam um treinamento para a alma em outros planetas num passado distante.

Você talvez pergunte por que existe essa possibilidade de reencarnar além dos limites de um único planeta, ou mesmo qual seria a razão dessa reencarnação centrada na Terra. O que Deus está tentando lhe oferecer com essas experiências? Devemos pensar a respeito disso.

Esses são os segredos da criação do universo e dos humanos. Se não possuir a perspectiva de poder pensar profundamente sobre esses dois segredos, você não terá mais permissão de ser um humano.

Eu gostaria, portanto, que você primeiro ponderasse se aceita o fato de ser um humano. Pense bem: o que significa saber e aceitar que você nasceu humano, isto é, que vive, pensa e tem de fato essa permissão para viver?

Significa que você precisa, antes de mais nada, ter consciência de que é uma "existência criada". E precisa ter consciência não apenas de que foi criado, mas de que foi criado com um propósito.

Você não foi simplesmente criado como uma cadeira ou uma mesa, por exemplo, apenas para cumprir uma função específica. Você é um ser criado para viver uma vida eterna com um grande propósito. Precisa ter consciência de que faz parte de uma corrente espiritual dessa magnitude.

Se pensar nesses termos, poderá ter uma perspectiva diferente.

3

Qual é o ponto de partida da autorreflexão?

A Busca do Correto Coração começa com a fé

Acredito que você esteja estudando os quatro critérios que compõem os Princípios da Felicidade, que são: amor, conhecimento, reflexão e desenvolvimento. Podemos considerar, portanto, que a "reflexão" é um componente dos Princípios da Felicidade.

Mas é preciso entender que há um aspecto mais profundo nisso, um fundamento mais sólido, que pode ser essencial.

É isso o que eu gostaria de enfatizar: as quatro ideias de amor, conhecimento, reflexão e desenvolvimento não devem ser exploradas de maneira independente e separada. Não se pode achar que são desconectadas umas das outras, como se fossem *icebergs* distintos flutuando pelo oceano.

Qual é, então, o fundamento sobre o qual estão construídos os Princípios da Felicidade? Deve haver algo que está sob eles. Na verdade, o que está na base desses princípios é a fé.

A ideia de "fé" pode despertar a imagem de se cultuar um ser divino que habita um lugar muito distante, ou ser associada a pedir ajuda a alguma força exterior.

Mas você sabe qual é o ponto de partida da fé? Ela está no segredo da criação, no fato de você ter sido criado por Deus. Você acredita que foi criado por Deus? Acredita que está passando por um treinamento espiritual em sua vida eterna, por meio dos sucessivos ciclos reencarnatórios? São essas as questões com as quais você está sendo confrontado.

Acreditar nisso é o início da fé. Nada começa sem a fé. É com base no alicerce da fé que existem os caminhos do amor, do conhecimento, da reflexão e do desenvolvimento. O mesmo vale para a Busca do Correto Coração. Todas essas ideias têm a fé como fundamento.

Assim, não considere a fé como algo simplista. Nem segundo a noção do senso comum. Ao contrário, a fé é algo muito mais profundo e fundamental.

Essa "fé" a que me refiro não é a que se costuma descrever convencionalmente. Eu diria que o sentido da fé é a própria "confirmação do fato" e "confirmação da verdade". Ela mostra que você viu uma parte da grande sabedoria e compreendeu como ela funciona.

• Introdução •

Se você reconhecer que viu e captou algo da grande sabedoria, então irá aceitar isso, concordar com isso e acreditar. Esses são atos de fé.

Ter fé é algo completamente diferente de rezar para algo misterioso. É conhecer os segredos da criação do universo e da humanidade, e compreender que eles são autênticos. Essa é a premissa da fé.

Aqueles que não aceitam essa premissa não serão capazes de obter nada, mesmo que leiam os livros ou ouçam minhas palestras sobre a Verdade. Insisto em dizer: "Certifique-se de construir primeiro os alicerces".

Primeiro, reconheça que está vivendo em um mundo criado por Deus

Nos primeiros dias da Happy Science, eu não falava muito sobre a fé. Isso porque sabia que a palavra "fé" costuma ser vinculada a uma imagem preestabelecida. Claro que era necessário ensinar a fé na Happy Science, do nosso modo, mas minha preocupação era que pudesse ser interpretada da mesma maneira que nas religiões tradicionais.

No entanto, a Verdade tem uma estrutura muito sólida; não há espaço para alguém questionar isso, tampouco há qualquer possibilidade de abalar seus alicerces. E também é algo que não pode ser criticado ou analisado. Esses fatos, isto é, que os humanos foram criados por Deus e vivem com objetivos eternos, são verdades que não admitem discussão.

E por serem fatos e não admitirem qualquer debate, não há alternativa a não ser acreditar neles. Acreditar é como "dar um salto e aceitar" e então "agarrar" as verdades. Nada mais é permitido.

Ao dar esse primeiro passo, estabelece-se um contrato. Em termos ocidentais, isso é visto como unir-se a Deus e firmar uma aliança com Ele. A partir disso é que se inicia efetivamente a aprendizagem.

Na Happy Science, eu prego a metodologia de três passos: busca, estudo e difusão da Verdade. Não se trata de empreender uma busca nos moldes da ciência natural ou como uma pesquisa de observação de uma bactéria ao microscópio. Tampouco ensino as pessoas a acreditarem em coisas que sejam convenientes para elas e rejeitarem as que não forem.

Em essência, tudo começa a partir do reconhecimento do firme alicerce de estar vivendo num mundo criado por Deus. A seguir, vêm as várias buscas e estudos da Verdade dentro do mundo de Deus.

Você precisa entender que as pessoas que não cumprirem essa condição fundamental não terão permissão de entrar no mundo da busca da Verdade, nem permissão de estudá-la. O pré-requisito para você estudar a Verdade é acreditar em Deus.

• Introdução •

Qual é a postura mental que se espera daqueles que entram no caminho da Verdade?

Não tenho nenhuma intenção de tratar a fé de maneira superficial. Não quero que aqueles que não têm fé, no sentido que acabei de expor, afirmem que estão estudando a Verdade na Happy Science e praticando uma disciplina espiritual. Seria um grande erro aceitar que a Verdade seja encarada como mera informação impressa, e seja vista de modo superficial. E se você se vê como alguém que busca a Verdade, então gostaria que tivesse a convicção de persegui-la por um caminho baseado em um alicerce sólido.

É preciso entender que aquele que está a ponto de se apresentar como buscador da Verdade será colocado em uma posição muito difícil: a de estar em um ponto de vista intransigente. Você está prestes a conhecer o que é Deus de fato. Está prestes a conhecer a forma real de você como filho de Deus ou Buda. É como estar na fronteira entre a vida e a morte.

Não tenho nenhuma intenção de falar no estilo do zen-budismo, mas gostaria de dizer que, se você não possuir essa convicção, não compreenderá a Verdade, nem poderá entrar no caminho da iluminação.

Não entre no caminho da Verdade sem uma intenção firme. Se sua intenção é ingressar nesse caminho de maneira casual, é melhor voltar atrás agora mesmo. Mas se está interessado em se tornar um discípulo com a convicção de estudar a Verdade seriamente, então precisa estar bem preparado.

Eu gostaria que você começasse seu estudo tendo como ponto de partida uma fé verdadeira em Deus ou Buda. Se não puder passar desse estágio, é melhor que estude a Verdade de maneira mais geral, como mera informação, ou que simplesmente leia meus livros. Talvez esta seja a opção que você prefira escolher neste momento.

Quero deixar este ponto bem claro.

4

O pré-requisito da autorreflexão – O espírito de devoção aos Três Tesouros

Buda Shakyamuni ensinou isso há cerca de 2.600 anos. Dentre os leitores deste livro, um bom número já deve ter ouvido o que ele disse naquele momento: "Para se tornarem meus discípulos, precisam primeiramente devotar-se aos Três Tesouros".

Isso significa prometer devoção a Buda, ao Darma, que são as leis que Buda prega, e ao Sanga, isto é, cumprir as regras da ordem monástica budista. Antigamente, aqueles que não fossem capazes de seguir esses três pontos não eram admitidos como ascetas, e isso é válido ainda hoje.

• INTRODUÇÃO •

Quando alguém entrava nesse caminho como um asceta, mas não mantinha esse espírito de devoção aos Três Tesouros, era enviado à montanha durante uma semana para se submeter a uma profunda reflexão. E se não fosse capaz de se arrepender, era solicitado a deixar a Ordem e voltar a ser um fiel não ordenado. Na Ordem do Buda Shakyamuni, aqueles que não conseguiam manter a disciplina exigida eram convidados a deixar a Ordem e voltar à vida secular.

Eu gostaria então de encerrar este capítulo introdutório ressaltando que as pessoas que não entenderem essa premissa não terão permissão de iniciar a reflexão, nem estarão qualificadas a fazê-lo.

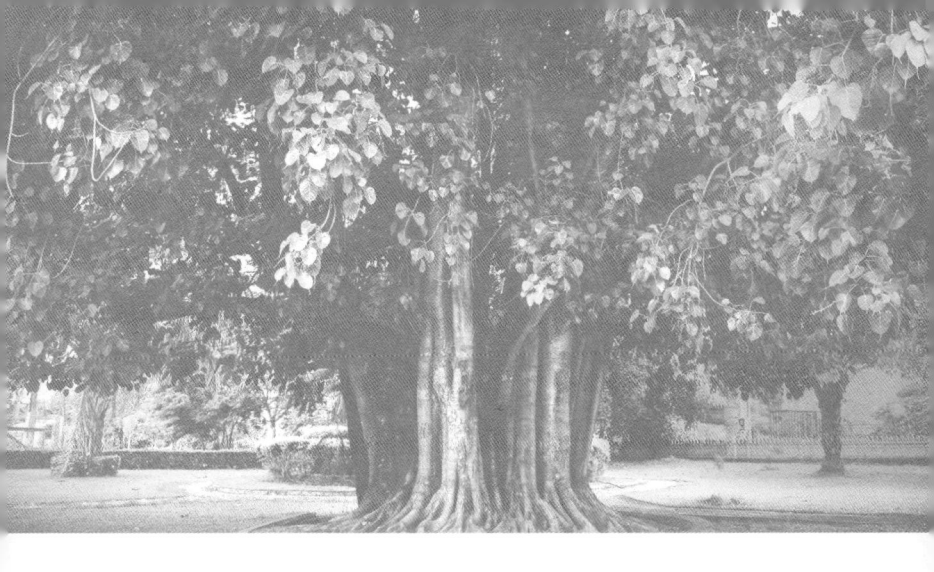

Capítulo 2

Correta Visão

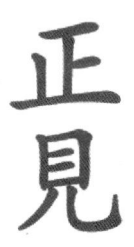

正見

Palestra ministrada em 7 de janeiro de 1989,
na Sala de Treinamento da Happy Science, Tóquio

1

As responsabilidades associadas à visão

É preciso reformular nossa postura mental em relação a "ver"

A primeira trilha nos Oito Corretos Caminhos é a Correta Visão, isto é, "ver corretamente". A prática de ver de maneira correta pode ser muito difícil, porque as pessoas não costumam ter consciência de que "ver" pode ser uma ação ativa ou uma atividade intencional.

Em geral, encaramos a visão como se fosse apenas acordar de manhã, abrir os olhos e receber imagens na retina. Você passa então o dia despreocupado, apenas acompanhando as imagens que vão surgindo nas suas retinas. Ao final do dia, esqueceu tudo o que foi registrado por elas.

Portanto a primeira coisa é reformular esse tipo de atitude mental.

Pergunto a você: "Embora os olhos lhe tenham sido concedidos por Deus ou por meio dos pais que lhe foram prometidos por Deus, você alguma vez pensou para que servem as funções dos seus olhos? Qual é o propósito de seus olhos?".

Será que eles só servem para você não tropeçar e cair na rua? Apenas para andar com segurança? Para poder abrir a porta de entrada da sua casa? Você realmente acha que seus olhos se destinam apenas a essas pequenas tarefas? É isso que está sendo questionado.

Essas questões vão levá-lo a compreender que você tem dado pouca importância ao papel que seus olhos desempenham. Você tem usado os olhos para ver, é claro, mas não aproveita todo o seu verdadeiro potencial.

Descobrir as intenções de Deus por meio de imagens visuais

O que você enxerga com os olhos é o mundo que Deus criou. Como você mensura a dimensão do mundo que Ele criou? Que julgamento faz dele? De que maneira o vê? Esta é uma questão pela qual você é o único responsável.

O mundo é tudo aquilo que foi criado. No entanto, cabe a cada um determinar de que forma enxerga o mundo e as pessoas que vivem nele. E ninguém questionará a sua responsabilidade pelo modo como avalia as cenas que vê.

Ninguém reclamará da maneira como você julga as imagens que observa. É algo deixado a critério de cada indivíduo. Pode parecer que você não seja responsável pelo que sente em relação a uma flor, se a julga bonita ou não, ou como se sente a respeito da paisagem lá fora. Na verdade, porém, este mundo não permite que você seja tão irresponsável assim.

• Correta Visão •

Se você tem olhos que estão funcionando, então existe um propósito nisso. Qual é esse propósito? É descobrir as intenções de Deus por meio de imagens visuais.

A razão pela qual os olhos são tão importantes é que, de todos os órgãos, são eles que proporcionam a melhor maneira de reconhecer o mundo.

Existe, é claro, o sentido do olfato, por meio do qual você sente o cheiro pelo nariz. O olfato lhe permite identificar diferenças entre os vários tipos de animais, plantas ou pessoas. Mas o mundo que pode ser discernido com o sentido do olfato é mais restrito e pode ser impreciso. Nesse aspecto, o olfato é muito menos eficaz que a visão.

Nós temos também o sentido do paladar, mas o que podemos detectar por meio do gosto também é extremamente limitado.

Temos ainda o sentido da audição, que é relativamente importante. "Ouvir" não foi considerado claramente uma prática nos Oito Corretos Caminhos, mas se você fosse classificar a audição, ela seria incluída no Correto Pensamento, que examinaremos mais adiante. De que modo a informação obtida pela audição pode ser analisada? A resposta é que você pode construir pensamentos com base nas informações que ouve, portanto ouvir pode ser considerado parte do Correto Pensamento.

2

Ver a obra de Deus

*Os olhos contribuem muito para a evolução
e o despertar espiritual*

Como podemos notar, a Correta Visão aparece em primeiro lugar nos Oito Corretos Caminhos, pois está ligada aos mais importantes órgãos sensoriais humanos: os olhos; eles dão a maior contribuição para perceber o mundo.

Em comparação com a visão, o sentido do tato, por exemplo, não é tão adequado para reconhecer o mundo de maneira plena. Tenho certeza de que você compreende o quanto sua visão contribui para sua evolução e seu despertar espiritual. Se tiver de escolher apenas um órgão dos sentidos para ajudá-lo a compreender, então, por favor, pense no quanto seus olhos ajudam você a reconhecer que está vivendo como ser humano.

Mesmo que você não fale nem ouça muito bem, em razão de alguma deficiência física, ainda assim pode ver o que está acontecendo no mundo. Mas aqueles que são cegos de nascença têm extrema dificuldade para entender este mundo. É difícil identificar o que são os seres humanos. E é difícil também reconhecer animais ou plantas. Ser incapaz de ver cria todas essas dificuldades.

• CORRETA VISÃO •

Na Correta Visão, "ver" significa "olhar ativamente", e não apenas "enxergar"

A Correta Visão, no verdadeiro sentido, significa aumentar seu nível de compreensão daquilo que você está vendo. Você precisa perceber o que há por trás das coisas, em vez de simplesmente olhar e aceitá-las como apenas imagens. Em outras palavras, espera-se que você testemunhe a obra de Deus. Que você "olhe para a obra criada pelas mãos de Deus, para os resultados de Sua obra".

Aqueles que não conseguem ter uma visão desse tipo não podem afirmar que vivem realmente como filhos de Deus ou Buda e que observam de fato o mundo. Apenas permanecem de olhos abertos, mas não podem afirmar que estejam realmente vendo o mundo.

Isso está relacionado com a diferença entre "enxergar" e "olhar ativamente". A Correta Visão implica "olhar ativamente", isto é, observar de maneira atenta. Em vez de simplesmente usar sua aptidão visual para "enxergar", você precisa "usar sua força de vontade para olhar as coisas". Precisa olhar para o mundo de maneira consciente e proativa.

3

O ponto de partida da Correta Visão

A porta de entrada da autorreflexão é como você olha os outros

Eu gostaria de explicar mais a fundo esse ato de "olhar ativamente", ou de observar de maneira atenta. Quais são os pontos que devemos considerar ao refletir sobre o ato de observar?

De início, o primeiro ponto a pensar sobre o ato de observar diz respeito à existência dos outros. Este é o ponto de entrada mais acessível.

Uma das razões pelas quais as pessoas tendem a cometer erros, sobretudo erros mentais, está no fato de não compreenderem os outros. Talvez "não compreender" seja impreciso: seria mais adequado dizer "não compreender totalmente".

Não importa o quanto você já tenha observado uma pessoa, as verdadeiras qualidades dela podem não ser muito fáceis de avaliar. Mesmo que você tenha sido amigo daquela pessoa por dez ou vinte anos, talvez ainda não consiga ver seu âmago.

É claro que, a partir das imagens que captamos dela, estamos vendo algumas partes da personalidade dessa pessoa. Talvez não tenhamos clareza sobre quais são as partes que estamos observando, mas fazemos julgamentos sobre a personalidade de alguém de acordo com as aparências, segundo nossa maneira particular de percebê-las. Todos nós, 7,7 bilhões de pessoas deste mundo, fazemos julgamentos assim.

Parece ser uma maneira irresponsável de julgar. Tenho certeza de que você nunca foi responsabilizado pela "maneira com que vê os outros". Revendo suas experiências passadas, você concorda com isso? Dificilmente você poderia ser responsabilizado pelo modo como vê alguém.

Se pudesse ser responsabilizado, seria pela maneira como fala a respeito de alguém. Essa é uma questão que discutiremos mais adiante na seção sobre a Correta Expressão. Ou seja, você pode ser responsabilizado pelo que diz ou expressa, mas não por aquilo que simplesmente vê.

A fonte da infelicidade está nas diferenças de compreensão

Eu gostaria de enfatizar que a aparência de uma pessoa ou o mundo que vemos ao nosso redor geralmente é apenas aquilo que os olhos humanos são capazes de captar a partir de diferentes ângulos.

Talvez você conheça um estilo de pintura chamado Cubismo, que expressa os objetos de forma tridimensional;

é como se os objetos estivessem sendo vistos de diferentes ângulos ao mesmo tempo. Pode ser que eu não conheça o sentido pleno desse estilo, mas imagino que Pablo Picasso quisesse revelar um mundo diferente, como se estivesse sendo visto por olhos espirituais.

Acredito que os pensamentos de Picasso eram: "Não estou satisfeito com as imagens planas e bidimensionais que as pessoas veem normalmente. O mundo criado por Deus não pode ser captado num plano bidimensional. Tem de ser visto de maneira mais espiritual, direta e abrangente". E os resultados desses esforços se traduziram no estilo cubista de sua pintura.

Estamos sempre vendo muitas pessoas, mas quase nunca somos capazes de observá-las de maneira plena, por todos os ângulos. Se você pudesse compreender totalmente cada pessoa, imagina que ainda haveria diferenças de compreensão? Que tipo de confusão poderia ocorrer? Que tipo de mal-entendido seria possível?

Você concorda que a "diferença de compreensão" é uma fonte de infelicidade? A lacuna que existe entre "a compreensão de si mesmo" e "a compreensão que os outros têm de você" ou entre "sua compreensão dos outros" e "o modo como eles se percebem" parece ser o que cria grandes desavenças nos relacionamentos humanos.

Se você começa a pensar dessa forma, compreende que está diante de uma situação muito grave. É possível que sinta até medo de abrir os olhos. No entanto, espera-se que você realmente tenha senso de responsabilidade e perceba essas diferenças.

Você pode perguntar a si mesmo se a imagem que tem das outras pessoas é de fato verossímil. Você cria uma impressão de uma pessoa a partir daquilo que seus olhos veem, mas será que é possível aceitar essa impressão do jeito que ela se apresenta? Será que essa impressão é correta?

Independentemente de as pessoas estarem cientes ou não da importância disso, o fato é que todas elas fazem avaliações dos outros com base nas impressões que têm deles. Você também avalia as pessoas com base nas suas impressões, mas precisa considerar se o seu julgamento é adequado ou não.

Como fica evidente, o simples ato de olhar para as pessoas tem uma importância decisiva.

4

As imagens que você tem de si e dos outros são como espelhos que se refletem

Do mesmo modo que é difícil "olhar as pessoas do jeito certo o dia inteiro", também é difícil "olhar a si mesmo de maneira correta". Este é outro aspecto essencial da autorreflexão.

Pessoas que não são capazes de ver os outros corretamente, tampouco conseguem ver a si mesmas de maneira correta. Ou ainda, quem não consegue se enxergar, tampouco conseguirá enxergar os outros. Ambas as afirmações são verdadeiras.

Isto é, quem não se conhece de fato, não pode conhecer os outros. Em outras palavras, "alguém que não consegue ver a si mesmo como filho de Deus ou Buda, tampouco conseguirá ver os outros desse modo".

E, da mesma forma, as pessoas que não são capazes de reconhecer nos outros algum aspecto contrário à mente de Deus ou de Buda, tampouco poderão ver isso nelas mesmas. Não conseguirão ver que estão contra a mente de Deus ou Buda, comportando-se contra ela ou vivendo dessa maneira.

Assim, aqueles que não conseguem ver as falhas que cometem no modo como vivem, do ponto de vista de Deus ou Buda, também terão dificuldades para enxergar essas falhas nos outros. É isso o que geralmente ocorre, embora a falta de compreensão exista em diferentes graus.

"Olhar os outros" e "olhar a si mesmo" são como espelhos que se refletem, e apenas quando você consegue, de fato, enxergar tanto você quanto os outros é que pode perceber o verdadeiro estado dos seres humanos. Na realidade, você e os outros são como espelhos que se refletem.

É impossível que uma pessoa seja capaz de ver os outros se não consegue ver a si mesma, ou que veja a si mesma sem conseguir ver os outros. Só quando for capaz de enxergar as duas coisas é que poderá contemplar as imagens reais de si e dos outros, ou ver a verdadeira imagem do mundo.

5

Critérios para olhar as pessoas corretamente

Onde devemos então colocar nosso foco ao refletir sobre a maneira "correta" de olhar os outros e olhar a nós mesmos? O que devemos examinar com atenção quando paramos para pensar no que estamos realmente vendo?

1) Observe objetivamente

Quanto aos critérios para fazer avaliações dos outros, em primeiro lugar é importante encarar de forma objetiva a "aparência dos outros", como se fosse uma informação.

Você deve evitar julgar com base em seus valores subjetivos; em vez disso, tenha o cuidado de captar a informação de maneira objetiva. Que tipo de personalidade a pessoa demonstra ter? De que maneira ela age? Como se apresenta? Que tipos de expressões faciais ela usa? Antes de mais nada, procure olhar para essas coisas objetivamente.

Nesse estágio, é essencial desapegar-se ao máximo de si mesmo. Deixe de lado seus interesses; concentre-se na observação. A observação correta é o primeiro passo.

2) Identifique como você se sente

Em seguida, perceba como você se sente em relação à aparência da pessoa. Depois de olhar alguém objetivamente, identifique como você se sente em relação a isso.

Por exemplo, à primeira vista, você pode sentir que a pessoa é boa ou má. Sente que é alguém de quem poderia gostar ou não. Outras vezes, pode sentir que a pessoa é inteligente ou o contrário disso. Você pode também achar a pessoa um pouco chata ou grosseira. Ou sentir que ela é bondosa ou um pouco ingênua.

As reações emocionais que você pode ter variam muito, e normalmente olhamos a pessoa já com algum tipo de opinião a respeito dela. Você precisa ter consciência de como está se sentindo em relação à pessoa que observa. Este é o segundo passo.

3) Olhe para a pessoa pelo ponto de vista dela

O terceiro passo é considerar como seria a imagem da outra pessoa se você estivesse no lugar dela. Você precisa saber julgar os outros usando também essa medida. Por exemplo, se você acha que uma pessoa é grosseira ou rigorosa demais, como se sentiria se ouvisse a opinião dessa pessoa a respeito dessas impressões que você tem dela? Será que ela acharia sua visão justa? Ou acharia que sua visão está correta apenas em parte? Ou que é totalmente equivocada?

É dessa maneira que você deve tentar levar em conta as opiniões das outras pessoas.

O simples fato de usar esse tipo de raciocínio faz você se lembrar de que as pessoas têm opiniões diferentes das suas a respeito de si mesmas.

Você pode ter determinada visão de uma pessoa. Embora ela possa concordar em parte com a sua opinião, talvez discorde de alguns pontos. O mais provável é que você sinta que ela tem uma opinião divergente. Como vemos, as percepções podem ser muito distintas.

Às vezes, as duas opiniões são exatamente iguais, outras vezes há uma divergência total, e em alguns casos apenas alguns aspectos são compartilhados. Há vários resultados possíveis.

4) *Observe no contexto da Verdade*

Depois de percorrer as três etapas anteriores, o quarto passo a seguir é considerar todas as avaliações do ponto de vista da Verdade. Determine qual das visões está mais próxima da Verdade: será que é a sua própria análise e sentimento a respeito da imagem que captou da outra pessoa? Ou será a impressão que você teve da imagem da outra pessoa quando passou a levar em conta o ponto de vista dela? Você precisa considerar essas duas visões no contexto da Verdade.

Ao fazer essas avaliações no contexto da Verdade, você lança mão do conhecimento da Verdade que vem estudando diariamente. O que você tiver acumulado desses estudos da Verdade será muito útil.

Por exemplo, você precisa considerar qual seria a opinião dos espíritos elevados a respeito de determinado tipo de pessoa. Que conselhos os espíritos elevados poderiam lhe dar com relação à impressão ou opinião que você tem a respeito dela? Você precisa analisar isso com muita atenção.

Se você já leu as mensagens espirituais de Jesus Cristo que publiquei, poderá usar esses pensamentos para examinar a visão que está tendo da outra pessoa. Em sua visão da outra pessoa, há algum espaço para ajustes?

É bem provável que você tenha lido outro livro meu, *A Essência de Buda*[1]. Com base naquilo que é ensinado nele, há vários fatores a considerar: por exemplo, você tem uma imagem de si mesmo, mas como será que a outra pessoa vê você, e como essa imagem seria vista pela perspectiva da Verdade?

---

1 *A Essência de Buda*, 2ª ed. (São Paulo: IRH Press do Brasil, 2016).

• Correta Visão •

Quando você recorre a esses outros pontos de vista para fazer sua avaliação, é necessário analisar o quanto a imagem que tem de si mesmo é de fato adequada. E também o quanto é correta a imagem que a outra pessoa tem de você, ou pelo menos a imagem que você supõe que ela tem a seu respeito. E quando houver uma diferença entre essas duas imagens, terá de avaliar também o quanto elas diferem, ou em que grau a visão que a outra pessoa tem de você é mais adequada que a sua.

Quando você descobre, a partir de um exame cuidadoso, que há uma diferença muito grande entre essas imagens, então precisa fazer um esforço para harmonizá-las. Em sua forma mais verdadeira, a reflexão envolve esse tipo de esforço.

5) Leve em conta a própria opinião e a da outra pessoa como se você estivesse em comunicação com Deus ou Buda

No quarto passo, sugeri que você olhasse as coisas corretamente com base na Verdade, mas isso também pode ser explicado de modo diferente.

Talvez você tenha achado difícil o quarto passo, isto é, observar algo no contexto da Verdade ou em relação ao conhecimento que você tem da Verdade. Nesse caso, há outro método que você pode seguir.

Que método é esse? Eu diria que é: "Deixar de lado todas as preocupações e examinar com serenidade seus pensamentos e os das outras pessoas como se você estivesse em comunicação com Deus".

Deixe de lado qualquer interesse ou apego pessoal, e observe o estado do seu ser e o da outra pessoa. Pergunte-se: existe a possibilidade de que a imagem que formulei da pessoa esteja equivocada? Ou então: será que a imagem que a outra pessoa tem de si mesma não está totalmente correta? De que maneira você preenche a lacuna criada por essas diferenças de percepção? É isso que você deve analisar com uma mente isenta de interesse próprio.

Ao fazer isso – mesmo que a outra pessoa não tenha lhe causado uma boa impressão –, você pode chegar à conclusão de que cometeu um terrível erro em sua avaliação. Pode descobrir que, no fim das contas, o ponto de vista da outra pessoa era o mais adequado. Pode concluir que as objeções que a outra pessoa faz à sua avaliação são corretas.

6

A sabedoria que vem antes do amor

De que modo observar uma pessoa que se mostra convencida, presunçosa

Você pode olhar para as pessoas por vários pontos de vista. Digamos que você observa que uma pessoa tem tendência a se envaidecer com facilidade. Na realidade, muitos de nós temos também essa tendência.

Vamos supor que você recebeu uma incumbência importante. Digamos que foi aprovado num exame de seminário avançado na Happy Science, foi nomeado gerente de um templo local ou promovido a um cargo de liderança. Com isso, passou a ser visto como uma pessoa bem qualificada. Mas as coisas mudam com o tempo. Um ano mais tarde, uma pessoa pode estar bem diferente do que era. Há três possibilidades: ela se aprimorou, retrocedeu ou apenas se manteve do mesmo modo.

Tendo essas possibilidades em mente, suponha que você observe alguém. Digamos que essa pessoa ficou muito convencida em razão de uma nova condição que tenha alcançado e que agora está à beira de uma trágica queda.

Nessa situação, podemos olhá-la de várias formas. Uma delas é achar que você precisa chamar a atenção dela, ao ver que conduz suas coisas de uma maneira muito errada. Mas há outro ponto de vista possível, além de chamar a atenção dela, e sobre o qual você deve refletir: o quanto você tratou a pessoa com amor até aquele momento.

Portanto faça a si mesmo a seguinte pergunta: "Será que não foi meu excesso de indulgência que levou a pessoa a ficar desse jeito?".

"O amor envolve bondade, mas a bondade às vezes se torna indulgência. Será que não levei essa pessoa àquela situação perigosa por ter deixado que cedesse aos seus próprios desejos?"

"O que preciso considerar agora é que a situação em que ela se encontra talvez não tenha sido criada apenas pelos seus erros. Em vez disso, preciso levar em conta que talvez tenha faltado sabedoria da minha parte em lhe dar amor. E isso pode ter ajudado a criar essa situação."

Esse é outro ponto de vista pelo qual a situação pode ser examinada.

Reflita se você teve sabedoria em sua maneira de dar amor

Reflita sobre o seguinte:

"Ao dar amor a essa pessoa, sabendo que ela tinha essa tendência e que isso poderia gerar riscos, será que eu não deveria ter pensado melhor nas consequências e modificado meu modo de tratá-la?"

"Não teria sido melhor guiar essa pessoa passo a passo, permitindo que ela crescesse aos poucos? Será que não cometi o erro de pensar que amá-la era simplesmente dar a ela tudo o que queria?"

"Embora a ideia de dar amor com generosidade pareça razoável, se a pessoa ainda não estava madura para avançar, meu ato de dar-lhe amor pode ter despertado nela a vaidade."

"Nesse caso, mesmo que eu tenha visto nela potencial para ocupar um cargo mais elevado, será que eu não deveria ter avaliado melhor sua personalidade? E, então, sim, à medida que a consciência dela aumentasse eu a promoveria ou lhe confiaria mais responsabilidades, mas de maneira gradual."

Essa maneira de proceder envolve um tipo de autorreflexão para verificar se você tem sabedoria antes de dar amor. Em vez de simplesmente pensar em repreender a pessoa por ter se desencaminhado, você deve considerar também essa possibilidade.

7

Além da perspectiva diversificada

Quanto maior o desenvolvimento espiritual, mais diversificada a perspectiva

Ao explorar essas possibilidades, concluímos que há várias maneiras de olhar para as coisas. À medida que você prossegue ao longo do tempo nessa busca, sua alma vai progredindo, e tem condições de dar um salto adiante. O próprio fato de você conseguir olhar as coisas por diferentes pontos de vista reflete um avanço em seu nível espiritual e em sua personalidade. Quando a pessoa só é capaz de olhar as coisas de modo unilateral, é sinal de que o crescimento espiritual dela ainda é insuficiente. Quanto mais você cresce espiritualmente, mais é capaz de enxergar as coisas a partir de diferentes ângulos.

É isso o que encontramos em Deus ou Buda: a capacidade de ver tudo o que existe por todos os ângulos possíveis, para então fazer avaliações compatíveis. Aproximar-se da consciência divina significa ganhar a capacidade de olhar as coisas por distintos pontos de vista e entender visões diversificadas. Conforme você avança no processo de explorar a Verdade, começa a ver as coisas segundo diferentes perspectivas.

• Correta Visão •

Ao considerar perspectivas distintas, você consegue fazer julgamentos mais próximos da mente de Deus ou Buda

No entanto, não basta ter visões diversificadas. Se você simplesmente aceita a diversidade e endossa qualquer opinião, como quem diz: "Essa é uma maneira de observar as coisas, mas existe também essa outra aqui", como se estivesse expondo produtos numa loja, evitando tirar alguma conclusão ou fazer um julgamento, essa forma de aceitação da diversidade não produzirá fruto algum. Embora a diversidade de perspectivas seja necessária, se o que ela produz é apenas uma variedade de pontos de vista e deixa o problema sem solução, significa que você não chegou a fazer nenhum esforço espiritual. É importante levar isso em conta.

Sem dúvida, há um progresso espiritual quando você se torna capaz de olhar as coisas por pontos de vista diferentes. Mas, se você consegue ter visões diversificadas que levam a várias conclusões e simplesmente deixar as coisas como estão, acabará apenas gerando anarquia e transformando tudo num caos. E então seu crescimento espiritual, que havia começado a brotar, irá definhar.

Ao conseguir captar perspectivas distintas, você precisa fazer julgamentos que reflitam a mente de Deus ou Buda. Depois de considerar com atenção diferentes formas de olhar as coisas, precisa chegar à melhor conclusão que a sua natureza búdica ou natureza divina lhe permita fazer, com base em um esforço espiritual realizado com todo o coração. Isto não pode deixar de ser feito.

Se o resultado de seu esforço para alcançar uma perspectiva diversificada de olhar as coisas resultar apenas em uma tolerância indiferente em relação a todas as visões, já que todas podem ter aspectos positivos, só posso dizer que isso não será aceitável. Equivale a abrir as portas a um mundo caótico. A compreensão é importante, mas precisa estar acompanhada de significado. É nessa hora que surge sua responsabilidade de atribuir um significado para cada situação.

8

Olhe as pessoas com uma combinação de generosidade e rigor

A dificuldade de Jesus em olhar corretamente para as pessoas no final de sua vida

A responsabilidade é revelada quando você finalmente conclui se olhou as coisas de modo correto ou não, e isso exige coragem. Não importa quem você é, essa é uma atitude que sem dúvida requer coragem.

Na realidade, isso ocorreu até mesmo com uma grande personalidade chamada Jesus Cristo. Quando foi crucificado na colina do Gólgota, Jesus abençoou os pecadores ao redor dele, e se referiu às pessoas que o haviam perseguido pedindo: "Pai, perdoa-lhes, porque não sabem o que fazem". Quando nos referimos a essa perspectiva manifestada por Jesus, é muito difícil julgar o quanto ele olhou corretamente para as coisas naqueles seus últimos momentos; será que estava 100% certo, 99,9% certo ou 99% certo?

Isso posto, e levando em conta a situação, com certeza Jesus tomou a melhor decisão possível dentro de sua perspectiva. Alguns de seus ensinamentos eram:

"Se alguém te bater na face direita, oferece-lhe também a outra."

"E, ao que quiser pleitear contigo, e tirar-te a túnica, larga-lhe também a capa."

"E se alguém te obrigar a caminhar uma milha, vai com ele duas."

Qual foi o resultado de praticar essas ideias? Elas levaram Jesus ao seu trágico fim.

O sentido de sua decisão se alinha à ideia de que, diante daqueles que pretendem usar violência, deve-se deixar que o façam. Todos sabem o que resultou disso; a vida de Jesus terminou na cruz, enquanto ele abençoava os pecadores e expressava amor por aqueles que o haviam perseguido. Sua perspectiva ao final da vida certamente era plausível. No entanto, considerando o processo que levou ao seu trágico fim, se me perguntarem se ele estava olhando as coisas corretamente, receio que não poderia responder "Sim".

Em relação à maneira como as observações de Jesus e suas análises, suas compreensões e seus sentimentos a respeito das coisas que o levaram ao seu final, não posso dizer que foram razoáveis. Houve com certeza razões para isso e um conjunto de circunstâncias que resultaram nessa sua situação extrema. Um comentário a respeito desse desfecho final seria: "Não poderia ele ter tido nesse processo uma perspectiva melhor ou mais elevada de olhar as pessoas?".

O problema de Judas foi também uma tragédia causada pela generosidade de Jesus

Agora vamos pensar na situação de Judas, que está relacionada à maneira como Jesus olhou Judas. Isso também é mencionado nas mensagens espirituais de Jesus Cristo que publiquei. Trata-se de examinar como Jesus viu Judas e o comportamento dele, e como encarou o fim de seu discípulo.

Colocada em termos simples, a questão é: "Por que Jesus permitiu que Judas tomasse tantas liberdades?". Se Jesus tivesse realmente observado Judas de maneira correta, por que deixaria que fizesse as coisas do jeito que ele queria? Por que não o repreendeu antes que fosse tarde? Por que não tratou Judas de maneira mais prudente? Por que

• Correta Visão •

não lhe deu mais amor com base em sua sabedoria? Esses aspectos devem ser considerados.

Jesus com certeza tinha conhecimento das tendências de Judas, e poderia ter levado isso em conta e ter previsto o desfecho. No entanto, por ele ser um dos discípulos que Jesus amara nos primeiros dias de sua missão, e porque ele trabalhara com tanto empenho para apoiar Jesus, talvez tenha achado difícil tratá-lo com severidade.

Na realidade, Jesus estava muito ciente de que Judas começava a regredir espiritualmente, e que com isso abria uma brecha espiritual por onde espíritos malignos a toda hora tentavam se apossar dele. Os demais discípulos tampouco estavam satisfeitos com Judas e chegaram a pedir a Jesus que resolvesse a questão. Mas Jesus hesitou em ser muito rigoroso, pois Judas era um de seus discípulos mais antigos e trabalhara com muito empenho no início. Em nome do amor que Judas já lhe havia dedicado, Jesus relutou em ser ríspido com ele.

Todos sabem o desfecho. É possível dizer que foi obra do destino, mas você pode também achar que não se tratou exatamente do destino. Ainda havia espaço para algumas escolhas.

Isso significa que mesmo um grande Espírito Guia como Jesus enfrentava dificuldades para ver as coisas do modo correto, isto é, que mesmo ele não era capaz de alcançar o nível máximo de seus esforços. E por que Jesus, em suas vidas passadas, sofreu tantas mortes trágicas? Seria simplista dizer que foi para cumprir seu destino, ou porque era esse o papel que lhe havia sido designado. Podemos também concluir que esse desfecho ocorreu porque Jesus encarava a essência do amor como autossacrifício.

Em suas encarnações anteriores, Jesus teve muitas vezes mortes trágicas. Foi assim em sua encarnação como Agasha, o grande rei da Atlântida. Ele também experimentou mortes igualmente terríveis em outras encarnações. Em sua encarnação como Agasha, os eventos o levaram a uma execução na qual foi enterrado vivo. Ele permitiu que isso acontecesse. O desfecho se deu mais por ele deixar as coisas se desenrolarem do que por ter sido forçado a isso. Ocorreu desse jeito devido à sua perspectiva do amor. Por seu amor, um amor a muitas pessoas, Jesus considerava que o maior ato de todos era sacrificar a própria vida.

Vejo isso como uma das maneiras de expressar amor. No entanto, essas tragédias acabaram acontecendo em razão de sua ingenuidade e generosidade, ou porque ele permitiu que as pessoas levassem adiante a própria arrogância.

Buda Shakyamuni e Jesus olhavam as pessoas de maneira diferente

O Buda Shakyamuni era uma figura bem diferente de Jesus. Nas suas muitas encarnações anteriores, em quase nenhuma foi morto. Por que isso?

• Correta Visão •

A razão é a grande diferença entre Jesus e Shakyamuni na maneira de olhar as coisas. A chave para fazer aflorar o melhor potencial das pessoas está numa combinação de generosidade e severidade. Na realidade, essa é a coisa mais difícil de conseguir. Do mesmo modo que combinar grãos de café de variedades diferentes, quando se trata de olhar as pessoas, a parte mais difícil é determinar a mistura adequada de generosidade e severidade com a qual devemos tratar uma pessoa em particular. Essa mistura cria um "aroma" peculiar.

9

Perspectivas em relação ao ambiente

Você consegue enxergar realmente o mundo em que lhe foi permitido viver?

Ao analisar se você está olhando corretamente para as coisas, deve não só considerar diferentes perspectivas em relação a si e aos outros, mas adotar outro ponto de vista muito importante, que é examinar de que modo olha o mundo ao seu redor.

Em resumo, a questão é se você consegue ver realmente o mundo em que lhe foi permitido viver. Outro modo de explicar isso é questionar de que maneira você enxerga o ambiente em que vive. Muitas vezes as causas da felicidade ou infelicidade dependem de como você vê o ambiente à sua volta. Aqueles que estudam nossos ensinamentos ministrados na Happy Science devem estar a par disso. Devem ter aprendido que a causa da felicidade ou infelicidade depende de como você olha para o ambiente ao seu redor, e sabem quanta ênfase é colocada nesse ponto de vista.

A razão é que não existe algo como um ambiente ideal, 100% perfeito. Talvez você sinta inveja das circunstâncias em que determinadas pessoas vivem, mas essas circunstâncias talvez não fossem as ideais se aplicadas a você. De novo, não existe ambiente perfeito. Por exemplo, se você fosse uma pessoa que gostasse de uma vida luxuosa, então viver em um palácio talvez fosse o sonho de sua vida. No entanto, para aqueles cuja aspiração é aprender a Verdade, viver em um palácio teria um sentido diferente e produziria sofrimento. Não existe um ambiente perfeito no qual tudo lhe dê satisfação e seja capaz de proporcionar-lhe uma felicidade absoluta.

"Se sua mente mudar, seu ambiente lhe parecerá diferente"; "Você enxerga o ambiente de acordo com o estado do seu coração"

Agora vou falar sobre dois pontos de vista diferentes com os quais podemos encarar o ambiente em que vivemos.

• Correta Visão •

O primeiro é que, se sua mente mudar, seu ambiente lhe parecerá diferente. É similar à ideia budista de que os três reinos – o reino do desejo, o reino da forma e o reino da não forma – são um reflexo da mente; essa ideia é relevante até certo ponto.

A outra perspectiva é que você só consegue ver um ambiente de uma maneira que corresponde ao estado do seu coração. É semelhante à primeira perspectiva, mas com uma leve diferença: enquanto a primeira sugere que você modifique o jeito de olhar para um dado ambiente, a segunda envolve uma mudança no próprio ambiente. É essa a diferença entre as duas perspectivas a respeito do ambiente.

Conforme você for mudando sua maneira de olhar as coisas, irá se defrontar com um desses dois fenômenos: ou perceberá que o ambiente anterior agora parece diferente, ou terá um novo ambiente como resultado de ter mudado seu ponto de vista. Ambas as perspectivas são verdadeiras. Pode haver certa defasagem no tempo, mas em geral o primeiro fenômeno ocorre primeiro, seguido pelo segundo.

Agora você precisa refletir por que a felicidade ou a infelicidade dependem de você mudar seu ponto de vista em relação ao ambiente. Essa conclusão será comentada no Capítulo 4, sobre a Correta Expressão.

10

Observe as plantas e os animais

Outro aspecto importante a respeito de como enxergar as coisas é olhar atentamente para os animais, as plantas e outras criaturas não humanas. Não devemos nos esquecer nunca delas. Ao refletir sobre os animais, podemos partir dos mais comuns, como peixes, vacas, porcos e abelhas, entre outras espécies. Você já pensou nos benefícios que eles nos trazem? É provável que a maioria das pessoas nunca tenha pensado seriamente nisso. Em muitos lugares, as imagens de animais passam pelo olhar humano, mas as pessoas não costumam refletir a esse respeito. Não dão a devida atenção a essas imagens, e seguem indiferentes.

Se você considerar essa situação a partir do ponto de vista oposto, perceberá o quanto ela parece cruel. Suponha que você é funcionário de escritório; se seu patrão não gosta do trabalho que você faz com tanto empenho, certamente você ficará frustrado. Os animais e as plantas trabalham duro para cumprir seus papéis. Eles provêm bens e serviços aos humanos. As flores também fazem todo esforço possível para crescer e criar as belas cenas que nos encantam. Já pensou alguma vez nisso? Alguma vez pensou por que razão a beleza das flores é agradável aos nossos olhos, e por que elas investem nisso toda a sua energia vital?

• Correta Visão •

Quando você ganhar experiência nos Verdadeiros Oito Corretos Caminhos, conseguirá entender realmente os sentimentos das plantas. Irá de fato percebê-las, à medida que os sentimentos delas forem sendo transmitidos a você, e então saberá ver com clareza se elas estão num estado feliz ou infeliz. Acabará alcançando esse nível e então compreenderá também os sentimentos dos animais. Se alimentar essa expectativa, verá como ela se cumpre.

Aqueles que não forem capazes de enxergar a essência das várias formas de vida, nunca chegarão a compreender isso. As pessoas que não refletem sobre isso e não aprendem a ver que essas formas de vida fazem esforços persistentes para viver, ou, para expressá-lo corretamente, aqueles que não têm consciência do esforço vital realizado por animais e plantas, nunca chegarão a compreender de fato seus sentimentos. Nunca irão sentir a emoção que nos leva a ter empatia com essas criaturas.

Toda mudança emocional tem uma causa. Ver é uma das causas de mudança mais importantes. A fim de criar uma emoção apropriada, refinada, é essencial olhar para as coisas da maneira correta.

Até aqui, discutimos a Correta Visão em um nível de iniciante, concentrando-nos no sentido literal de "ver", dentro do âmbito de uma vida religiosa. Aqueles que estudam o budismo em profundidade às vezes explicam a Correta Visão como "Correta Fé" ou como "Correto Ponto de Vista". "Correta Observação" é outra maneira de explicar a Correta Visão. A Correta Fé é, sem dúvida, o alicerce da Correta Visão. Quando a pessoa se devota à fé, é solicitada a abandonar a noção equivocada de fé que alimentou no passado e a abrir mão do materialismo e das teorias do positivismo científico. Depois que você se torna um fiel, a Correta Visão é um instrumento importante de avaliação diária do seu estado mental.

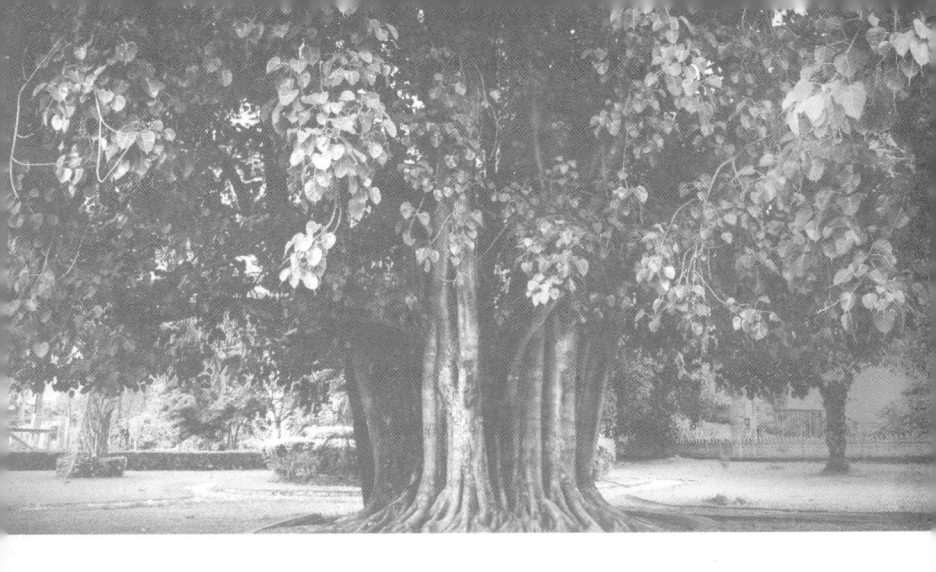

Capítulo 3

Correto Pensamento

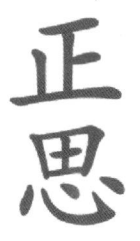

正
思

Palestra ministrada em 21 de janeiro de 1989,
na Sala de Treinamento da Happy Science, Tóquio

1

O padrão do Correto Pensamento é a mente de Deus

Na Happy Science, a Busca do Correto Coração é centrada no Correto Pensamento

A partir deste capítulo, vou discutir os elementos mais importantes dos Oito Corretos Caminhos. O Correto Pensamento não é tão fácil de dominar completamente. Não importa quantas reencarnações você tenha vivido, não é fácil alcançar o domínio dessa disciplina.

Acredito que na Happy Science você irá compreender que a Busca do Correto Coração centra-se em torno do Correto Pensamento, mas saiba que não é fácil alcançar o domínio disso.

Em primeiro lugar, qual é o fundamento do Correto Pensamento? É a mente de Deus ou Buda. Não importa o quanto você pense a respeito ou se dedique a buscar o Correto Coração, ele não é muito fácil de compreender. Acho que isso se aplica à maioria das pessoas.

A razão é que o fundamento do Correto Coração não deve ser procurado na humanidade. É aquilo que você procura em Deus ou Buda. O único lugar em que você pode encontrar a maneira de medir o Correto Coração é em

Deus ou Buda, e em nenhum outro lugar. Esteja certo de que é o único lugar.

Supondo que a mente de Deus fosse baseada em alguma outra coisa, as atitudes e os padrões de comportamento humanos também seriam diferentes.

Mas o motivo pelo qual os seres humanos são obrigados a caminhar em determinada direção, como se seguissem a estrela Polar, é que esse pensamento correto se define a partir do ponto de vista de Deus. É assim que isso deve ser entendido.

A consciência de El Cantare está na raiz do Correto Pensamento

Então, onde devemos procurar o padrão chamado Correto Pensamento, que é determinado por Deus? Vamos refletir a respeito.

Algumas explanações sobre os Oito Corretos Caminhos costumam adotar o ponto de vista dos seres humanos, mas aqui a questão será encarada a partir de uma perspectiva mais elevada.

Dentro do Grupo Espiritual da Terra existe o chamado Reino Cósmico, da nona dimensão, que é a morada dos salvadores. Abaixo dele há vários outros reinos: a oitava dimensão, a sétima dimensão, e assim por diante, que correspondem aos estágios que as almas vão alcançando.

• Correto Pensamento •

Na nona dimensão, há dez Grandes Espíritos em torno da Consciência de El Cantare. El Cantare é o líder do Grupo Espiritual Terrestre, e todas as decisões são tomadas sob Sua liderança.

Desse modo, quando exploramos o Correto Coração, ou buscamos o Correto Pensamento, o mais relevante é a Consciência de El Cantare.

El Cantare tem a qualidade tanto de Buda Mahavairocana (Buda como corpo do Darma) como de Grande Salvador. Em suma, El Cantare é o grande ser espiritual que une Buda e Deus.

O nome El Cantare não era conhecido antes na Terra. A existência chamada "El Cantare" é na realidade o Deus da Terra. É o ser que Jesus Cristo chamou de "Pai Celestial", é o "Alá" da fé islâmica, o "Ame-no-Mioya-Gami" do xintoísmo e o "Soberano do Céu" da China. É a corporificação da imensa Luz, que irradia luz espiritual sobre todo o Grupo Espiritual Terrestre.

Tradicionalmente, tem sido praticada a fé no Mahavairocana, mas na realidade o que há é a fé na existência chamada El Cantare. Na história antiga, Sua existência não havia sido explicada de maneira clara, mas Sua existência é real.

O fato de nunca ter sido revelada antes é porque a consciência central de El Cantare encarnou apenas duas vezes na história do Grupo Espiritual Terrestre. No entanto, espíritos ramos de El Cantare encarnaram na Terra várias vezes para guiar a humanidade. Consequentemente, Sua existência já havia sido deduzida de diferentes maneiras.

Agora, Ele desceu à Terra pela terceira vez e revelou claramente Seu nome: "El Cantare".

2

Integração de vários ensinamentos

Por que a Happy Science apresenta as opiniões de diferentes espíritos

Até agora, publiquei uma variedade de mensagens e entrevistas espirituais, e por meio delas apresentei o pensamento de consciências distintas, inclusive *bodhisatvas* e *tathagatas*. Acredito que muitos de nossos seguidores já devem ter estudado essas consciências. No entanto, se essas ideias fossem expostas apenas como um conjunto diversificado de ensinamentos, os seres humanos não saberiam em que direção seguir.

Uma das razões pelas quais apresentei na Happy Science as opiniões de espíritos de diversos níveis foi para mostrar a ampla gama de personalidades dos espíritos. E vou continuar apresentando as diferentes opiniões dos seres espirituais para mostrar sua diversidade.

• Correto Pensamento •

Um problema, porém, é que até mesmo espíritos elevados da oitava e nona dimensões podem ter opiniões divergentes, o que torna difícil para as pessoas na Terra assimilar bem essas opiniões e formar a própria visão. Algumas pessoas podem simplesmente concluir que "qualquer opinião serve", mas essa seria uma maneira de pensar perigosa da perspectiva do Correto Pensamento.

A limitação das pessoas na Terra, pois não sabem discernir os vários níveis de consciência e imaginam que estão todas no mesmo plano

O que está errado, então, nessa maneira de pensar? É necessário refletir a respeito. Por que é problemático encarar a diversidade apenas como diversidade? E de que maneira podemos entendê-la corretamente?

É necessário examinar melhor o assunto. Quando questionamos por que os ensinamentos e ideias dos seres espirituais nos parecem tão diversos, podemos dizer que é devido à percepção da minha consciência.

Posso tecer comentários sobre o que outros salvadores ou espíritos elevados como os *tathagatas* e *bodhisatvas* estão tentando dizer ao transmitirem seus ensinamentos. Mas, além disso, tenho de ressaltar os diferentes níveis dessas consciências. Na realidade, minha missão é também de orientá-los. Mas o que aconteceria se as pessoas na Terra adotassem essas opiniões e simplesmente tentassem imitá-las, sem levar em conta suas diferenças de nível espiritual?

De um ponto de vista terreno, essas diferenças não podem ser identificadas e, portanto, todas as opiniões parecem ser alternativas perfeitamente possíveis. Como se fossem apenas diferentes consciências espalhadas num mesmo plano diante de nós.

Eu sei, com clareza, que há diferenças entre essas consciências, não só no plano horizontal, mas também no aspecto vertical, ou seja, quanto ao nível de profundidade de cada uma delas. Assim, tenho condições de dizer a você em que posição uma ideia de um ser espiritual específico pode ser colocada no eixo das coordenadas do Mundo Espiritual, onde pode ser mensurada pela perspectiva vertical, horizontal e de profundidade.

Por outro lado, as pessoas geralmente veem essas diferenças de acordo com uma perspectiva bidimensional. Pegam determinada visão espiritual e atribuem a ela um lugar dentro do plano em que estão situadas. Em outras palavras, tendem a considerar as diferentes opiniões dos espíritos elevados como se fossem meras diferenças, como as que existem entre a opinião da própria pessoa e a de alguém que tenha uma postura mental de outro tipo.

Isso significa que interpretam o eixo das coordenadas das várias dimensões acima deste mundo tridimensional, como se fossem bidimensionais ou planas.

Você precisa levar em conta o sentido dessas diferenças no modo de interpretação. Se cometer um erro nesse estágio, nunca alcançará o Correto Pensamento. Este é um ponto essencial.

As Leis de El Cantare que unificam os vários ensinamentos

Desse modo, para você alcançar o nível seguinte de consciência precisa integrar essa variedade de ideias. Se as pessoas não forem ensinadas dessa maneira, não conseguirão compreender de modo adequado, e isso criará confusão.

A Consciência que opera essa unificação é El Cantare. Eu agora me concentro em ensinar as Leis de El Cantare a fim de integrar as ideias que estão em níveis abaixo da nona dimensão.

Continuarei publicando mensagens e entrevistas espirituais, mas também vou trabalhar para integrar os diversos pensamentos sob as ideias da consciência que está no nível mais elevado. Desta forma será possível integrar diferentes ideias.

3

O sentido da diversidade

A fé é a chave para conhecer o mundo de Deus ou Buda

Bem, então por que o ser de um nível superior se empenha em integrar diferentes opiniões? Trata-se de uma questão de fé.

O que é a fé? É o poder de conhecer o mundo de Deus. Sem fé, você não consegue compreender este mundo. A fé é a chave para conhecer o mundo de Deus ou Buda.

Você também pode expressar a fé abrindo-se às ideias daqueles que têm maior consciência. O que se chama de fé é "a disposição de aprender humildemente as intenções e pensamentos daqueles que estão em níveis superiores".

Sem essa atitude, as diferentes ideias expressas nos diversos níveis mais elevados serão vistas como se existissem todas no mesmo nível. Isto é, as ideias distintas de seres mais elevados seriam entendidas da mesma maneira que as ideias divergentes que as pessoas têm aqui na Terra. Essa incapacidade das pessoas em compreender o valor relativo das opiniões de seres mais elevados, e o fato de não saberem onde podem ser colocadas, é algo muito perigoso.

• CORRETO PENSAMENTO •

Eu já havia percebido esse perigo antes, ao publicar várias mensagens espirituais. Como as pessoas não eram capazes de determinar a correta posição espiritual daquilo que eu ensinava pela perspectiva de uma dimensão mais elevada, tendiam a captar os ensinamentos segundo um ponto de vista equivocado, e interpretá-los de modo distorcido.

Minha intenção agora, portanto, é compilar o que já publiquei e esclarecê-lo melhor da perspectiva de dimensões superiores. Se não for assim, as pessoas não vão entender. Do meu ponto de vista, consigo ter uma visão clara dos ensinamentos dos outros espíritos; mas, da perspectiva dos seres humanos na Terra, tais coisas talvez não sejam vistas claramente. Por favor, não cometa esse equívoco.

O sentido da "diversidade" que está incorporado à Luz de Deus, e algumas advertências

Qual é a próxima coisa que importa?

A Luz que vem do alto flui por um prisma e se divide em sete cores para brilhar sobre o Mundo Espiritual e o mundo terreno. Diversas ideologias se corporificam nas várias cores no espectro da Luz. Para facilitar o entendimento pelos seres humanos, certas ideias às vezes são expressas como "ensinamento de amor", "ensinamento de compaixão", "ensinamento de coragem" ou "ensinamento de sabedoria". É desse modo que diferentes ensinamentos foram transmitidos.

Então, a Luz foi dividida por um prisma para facilitar o processo de aprendizagem dos seres humanos. Cada alma pode, então, começar aprendendo o que for mais adequado a ela.

Como resultado, cada alma vivencia a disciplina espiritual que é expressa em um raio de determinada cor, como amarela, azul ou violeta, mas é necessário ter em mente que esse arranjo é apenas um processo para a evolução espiritual de cada alma.

Suponha que seu aprendizado se deu no interior de um raio de Luz violeta; nesse caso, você não deverá afirmar que apenas o raio violeta é verdadeiro. Deve, em vez disso, aceitar que as outras pessoas que estejam aprendendo sob diferentes cores de Luz, como o vermelho ou o amarelo, também são boas pessoas.

É preciso, portanto, compreender que a diversidade de ensinamentos é basicamente uma maneira como as pessoas que estão em treinamento podem desenvolver a tolerância, permitindo que se reconheçam mutuamente e ao mesmo tempo mantenham uma distância. A diversidade não significa que as pessoas que experimentam a disciplina espiritual por determinado caminho tenham de alimentar antagonismo por pessoas de outras disciplinas; ela tem o intuito de provar que, juntas, essas pessoas podem viver para criar a grande arte de Deus.

Entretanto, isso não significa que o ensinamento de Deus é questão de escolher uma coisa qualquer, entre A, B, C ou D. Se você não for capaz de captar firmemente esse ponto, nunca saberá o que é o Correto Pensamento. Se você interpretar mal essa diversidade e concluir que o ensinamento A, o ensinamento B e o ensinamento C são todos igualmente positivos, então não faz sentido o Correto Pensamento existir nos Oito Corretos Caminhos. Se você acredita que as pessoas podem escolher o caminho de disciplina espiritual que acharem mais conveniente, então o Correto Pensamento não pode ser uma meta a ser perseguida, porque nesse caso a busca do Correto Coração na Happy Science não faria sentido.

Assim, não devemos esquecer que existe apenas uma fonte suprema de todas as coisas. Cada ensinamento que se ramifica dessa única fonte apresenta-se como uma escola de aprendizagem adequada à tendência de cada alma e ao progresso de cada disciplina espiritual.

Você precisa considerar que, por fazer parte de um caminho que se dividiu a partir da fonte original, deve estar atento para não achar que sua forma de pensar é absoluta. Você precisa ter um coração tolerante para poder respeitar as pessoas que pertencem a diferentes caminhos e aprender com elas.

4

A construção de um consenso no Mundo Celestial

Aceitar a existência do mundo criado por Deus que está além da sua percepção

No Capítulo 1 deste livro, afirmei que os passos de "busca, estudo e difusão da Verdade" são baseados na fé, no sentido amplo.

Não se trata de uma busca nos moldes das ciências naturais, de uma investigação de cunho científico, que leve você a aceitar uma ideia se um experimento se mostrar "positivo" ou rejeitá-la caso se revele "negativo".

Trata-se do fato solene de que existe o mundo criado por Deus, independentemente de estar sendo investigado ou não pelos seres humanos. As leis que governam este mundo têm também uma existência absoluta. Elas existem, não importa se os seres humanos estão conseguindo vê-las ou não, se estão dando ouvidos a elas ou não. Essa é a premissa, e aqueles que não compreenderem isso nunca irão avançar na investigação.

Se você acha que investigar é apenas compreender o que consegue ver com seus olhos físicos, sua tentativa de explorar as coisas desse modo irá revelar-se extremamente frustrante. Seria como tentar ver o universo através de um microscópio. Ou como olhar para o universo por um caleidoscópio. Por favor, reflita sobre as imensas diferenças que existem entre esse olhar físico e as leis que governam este mundo.

Um grupo de 500 espíritos elevados está orientando a Happy Science

O grupo de seres espirituais que está dando orientação à Happy Science é muito grande, e reúne cerca de 500 espíritos elevados. Nunca antes um grupo tão grande de seres espirituais se juntou para iniciar um movimento na Terra. Em certo sentido, é uma experiência nova também para os espíritos do mundo celestial.

Outro ponto interessante é que diversos espíritos elevados que nunca haviam se associado no mundo celestial estão agora interagindo por meio de seu envolvimento nas atividades da Happy Science.

De início, houve algumas diferenças de opinião entre os espíritos guias do grupo, mas as opiniões principais do grupo acabaram se alinhando. A partir do momento em que os espíritos elevados foram rapidamente reunidos, eles passaram a entrar em acordo. Isso porque foi necessário estabelecer uma consciência coletiva, à medida que o movimento da Happy Science se tornava pleno. As pessoas na Terra ficariam confusas se não fossem encaminhadas para uma direção determinada, por isso foi construído gradualmente um consenso no mundo celestial, tendo El Cantare no centro. E muitos seres espirituais têm trabalhado juntos a fim de tornar possível esse pensamento coeso na Terra.

Desse modo, meu poder certamente se tornará cada vez maior. A Busca do Correto Coração tem um significado mais amplo, mas se você se concentrar no Correto Pensamento dos Oito Corretos Caminhos, nunca deve esquecer o ponto de vista de que na base dele está o coração de Deus ou Buda. Isso significa que você não pode começar do seu próprio jeito. Não cometa esse erro.

5

Três atitudes necessárias para o Correto Pensamento

Nosso próximo desafio será investigar a seguinte questão: o que é necessário para alcançar o Correto Coração que está de acordo com a mente de Deus ou Buda? São necessárias três atitudes básicas para chegar às portas desse desafio.

• CORRETO PENSAMENTO •

1) *Ter a mente aberta*

A primeira atitude a ser adotada é ter a mente aberta.

Se você deseja receber ensinamentos de dimensões mais elevadas, isso só é possível se você for obediente e estiver aberto a ideias. Caso contrário, o ensinamento irá apenas passar por você, ou a Luz será refratada, sem ser assimilada.

Mesmo que você seja alguém de certa posição, *status*, instrução ou aparência neste mundo terreno, não terá como avaliar o mundo com base apenas nas suas ideias após ficar ciente do fato de que tudo aquilo em que baseia seu orgulho é apenas um pequeno pontinho nesse imenso universo criado por Deus. Não se esqueça dessa premissa.

Então, para entender este mundo criado por Deus e as Suas intenções, é essencial que você seja obediente e tenha uma mente aberta. Esta é a primeira atitude.

2) *Esforços de autoajuda*

A segunda coisa exigida é ter uma atitude de autoajuda.

Tenho enfatizado a importância da "força própria", mas sinto agora que esse conceito pode facilmente ser enganoso para as pessoas. Em outras palavras, dependendo de como é interpretado, pode gerar equívocos. Se entendermos a força própria no sentido de um poder egoísta, não teremos absolutamente nenhuma possibilidade de chegar perto do mundo de Deus ou Buda. Seria achar que as pessoas que vivem neste mundo terreno tridimensional podem fazer o que querem e, nesse caso, não haveria nenhuma necessidade da busca ou do estudo da Verdade. Prefiro então substituir a expressão "força própria" por "esforços de autoajuda".

Além disso, não existe essa ideia de fé na força própria em contraposição à fé em uma força externa. A força própria refere-se à abordagem e à atitude em relação à disciplina espiritual, e não uma fé no poder pessoal em si. Espero que você não se equivoque em relação a esse ponto.

A diferença entre a força própria e a força externa pode ser explicada em termos simples como uma diferença de metodologia dentro de uma disciplina espiritual, isto é, você optar por empreender esforços de autoajuda ou, ao contrário, achar essa atitude problemática e então ignorar esses esforços e mergulhar completamente em algo maior. Eu gostaria de dar ênfase aos esforços de autoajuda na Happy Science.

3) Ser humilde

A terceira atitude importante é ser humilde. De certo modo, isso está relacionado com procurar ter uma mente aberta.

• Correto Pensamento •

A iluminação é algo a ser alcançado por estágios. À medida que você avançar pelos diversos estágios, se não for humilde poderá ter dificuldades para receber a Luz. Se acabar desenvolvendo o sentimento de que você é de certo modo especial por estar progredindo, essa mesma noção irá bloquear a Luz e impedi-la de chegar até você.

O que é essa noção de ser especial? É muito similar ao que chamamos de orgulho ou respeito por si mesmo. Ou, dizendo em termos negativos, podemos também denominá-la presunção ou excesso de satisfação por ter obtido pequenos sucessos. Essa é a próxima barreira, e é muito difícil de transpor.

Mesmo que você tenha começado com uma mente aberta e siga estágio por estágio em direção à iluminação, adotando o espírito de autoajuda, é provável que passe por um período em que seu ego fique inflado e você se torne convencido. Nessa hora, precisará renovar sua busca por humildade.

Essas três atitudes são essenciais para que você possa entrar no mundo da Verdade Búdica.

6

Três elementos a serem examinados em relação ao Correto Pensamento

Na busca de alcançar o Correto Pensamento, você deve examinar seus pensamentos segundo as três atitudes mencionadas na seção anterior.

É muito difícil avaliar quais são os pensamentos corretos ao partir de uma lista específica. Mas, como comentei antes, as três atitudes – que consistem em ter uma mente aberta, fazer esforços de autoajuda e ser humilde – são necessárias para avançar em direção a Deus ou Buda. Portanto considere quaisquer pensamentos contrários a essas três atitudes como obstáculos ao Correto Pensamento.

1) O que impede você de ter uma mente aberta – a carapaça do ego

Então, o que dificulta ter essa atitude de "mente aberta" que mencionei em primeiro lugar? Você precisa pensar sobre as coisas que obstruem a abordagem de mente aberta para aceitar a Verdade, estudá-las e se aprimorar.

Talvez isso seja a "carapaça" que você acabou formando à sua volta nas últimas décadas. É essa "carapaça do ego" que pode estar dificultando a abertura da sua mente. À medida que desenvolve determinada maneira de viver, que você considera boa e correta, vai se formando em você uma espécie de carapaça, como se fosse uma barreira, que o confina dentro de determinada estrutura. Essa carapaça o impede de ter uma mente aberta.

Portanto a primeira coisa a fazer é examinar essa espécie de carapaça ao seu redor, fruto da sua maneira particular de sentir e ver as coisas, ou do próprio fato de viver sua vida. Este também é um ponto muito importante a considerar na autorreflexão.

Se você refletir sobre a maneira como andou vivendo sua vida, com certeza identificará algumas características mais destacadas, que são diferentes das características das demais pessoas. Há aspectos positivos e negativos nessas diferenças.

De qualquer modo, você pode estar certo de que a existência desses traços únicos contribuiu muito para formar essa espécie de carapaça em torno de sua atitude mental e de seu estilo de vida.

Assim, ao refletir sobre seu passado, a primeira coisa que você deve fazer é identificar o que mais se destacou em sua vida nos últimos trinta, quarenta, cinquenta ou sessenta anos, em comparação com as demais pessoas.

Ao examinar as características que mais se destacam e mais diferenciam você dos outros, e como sua maneira de viver o levou em determinada direção, você sempre encontra algo em que pensar. Se estiver experimentando eventos negativos em sua vida, mesmo que tenha conseguido superá-los com seu esforço, ainda deve haver algum fator que continua a afetá-lo.

Vejamos alguns exemplos.

Ter uma deficiência física

Vamos pegar o caso de uma deficiência física. Pode ser que você tenha uma deficiência física que torne sua vida mais difícil do que é para as pessoas que gozam de perfeitas condições. Talvez você tenha se esforçado muito para superá-la, ou ainda continua lutando contra ela. Seja como for, não há dúvida de que essa sua circunstância o levou a criar uma espécie de carapaça, ao longo do tempo de sua luta. Esse é um exemplo.

Ter sido criado em uma família muito pobre ou muito rica

Outro exemplo é a carapaça que se forma como resultado de ter sido criado em um ambiente familiar extremamente bom. Se você nasceu em uma família de muito prestígio, com pais altamente respeitados, ou em uma família muito rica, isso pode fazer você desenvolver certo tipo de carapaça.

Ao contrário, a pobreza pode formar um outro tipo de carapaça, gerado pela experiência de ter passado por uma pobreza extrema, ficando mentalmente aprisionado pelas circunstâncias trazidas por ela.

Passar por situações de grande sofrimento no núcleo familiar

Outro exemplo é passar por uma circunstância infeliz em sua família durante a infância. Você pode ter perdido o pai ou a mãe, ou ambos. Eles podem ter se divorciado e casado de novo. Talvez você tenha experimentado algum tipo de questão familiar, e ela certamente afetou você de alguma forma.

Destacar-se por seu talento, estudo, instrução ou por alguma outra aptidão

O mesmo pode ocorrer em razão de algum talento. Se você tem alguma aptidão muito destacada, isso provavelmente traz tanto vantagens quanto desvantagens.

Pegue o exemplo daquelas pessoas que se destacam pelo seu excelente desempenho escolar; isso tem aspectos positivos e negativos. Do lado positivo, essas pessoas podem aproveitar essas aptidões para se dedicar ao conhecimento ou a atividades intelectuais, mas essas mesmas aptidões às vezes criam dificuldades nos relacionamentos, quando ajudam a moldar temperamentos muito tímidos e retraídos, produzindo pessoas que desconfiam de tudo e de todos, que se concentram muito nos traços negativos dos outros ou simplesmente são antissociais.

Em contrapartida, há pessoas que ficam às voltas com seu desempenho escolar medíocre. Algumas podem abrigar sentimentos de inferioridade, enquanto outras se esforçam muito para superar suas deficiências, e chegam até a fazer ostentação desse seu esforço. Seja como for, algum tipo de carapaça acaba se formando em decorrência disso.

Assim, para poder descobrir seu verdadeiro eu, você precisa primeiro identificar que tipo de carapaça você formou.

Não use suas circunstâncias como desculpa

Em suma, para se tornar alguém de mente aberta, você precisa remover a carapaça que construiu. Não conseguirá ficar diante de Deus ou Buda como uma pessoa íntegra se usar como desculpa os problemas que enfrentou por causa de suas situações especiais.

Se você continuar arrumando desculpas e usando suas condições especiais para explicar seu comportamento, nunca terá uma mente aberta. Nunca alcançará um estado mental verdadeiro. Precisa primeiro filtrar e remover suas circunstâncias especiais e as desculpas associadas a elas. Se não fizer isso, nunca será capaz de "pensar corretamente".

• Correto Pensamento •

Portanto, antes de tudo, cada pessoa precisa remover sua carapaça. Quer ela seja positiva ou negativa, você precisa remover todos os vestígios dela que o afetaram e pensar de novo a respeito de si mesmo como um ser humano puro e de mente aberta. Sem ter passado por esse processo, você nunca conhecerá o seu verdadeiro eu.

2) O que interfere nos esforços de autoajuda – culpar os outros ou suas circunstâncias pelos infortúnios que teve

Você culpa os outros ou suas circunstâncias pelos seus infortúnios?

A segunda coisa essencial ao considerar o Correto Pensamento é a atitude de se empenhar na prática da autoajuda. Você só compreenderá a necessidade desse tipo de atitude se reconhecer que o mundo e o universo que Deus criou estão em constante evolução.

Se não aceitar essa realidade, no mínimo será deixado para trás, e poderá se tornar um incômodo para aqueles que estão no processo de crescer e se desenvolver.

Entre os pensamentos de Deus ou Buda está o desejo de evoluir e se desenvolver, presente em todas as coisas. E como os seres humanos são Seus filhos, estamos todos destinados a crescer.

• Os Verdadeiros Oito Corretos Caminhos •

Portanto o próximo ponto a ser examinado em relação ao Correto Pensamento é a própria atitude de praticar a autoajuda: você tem disposição para os esforços de autoajuda a fim de conseguir crescer? Ou, ao contrário, culpa as circunstâncias ou os outros por não conseguir avançar? É dessa maneira que precisa examinar a si mesmo.

Um dos aspectos mais importantes quando se trata do Correto Pensamento dos Oito Corretos Caminhos é perceber se você culpa as circunstâncias ou os outros por não conseguir crescer.

Você precisa encarar essa sua faceta. Se não confrontar isso, nunca conseguirá praticar a autorreflexão. É preciso se livrar dessa espécie de covardia emocional. Enquanto continuar achando que a fonte de seus problemas são as suas circunstâncias ou alguma coisa que outra pessoa lhe fez, ou os problemas que enfrenta no trabalho, por exemplo, não conseguirá alcançar nada.

Como tenho insistido, você nunca deve pensar que a sua felicidade ou infelicidade são determinadas por esses dois fatores externos: as "outras pessoas" e "as circunstâncias". Aqueles que leram meus outros livros ou assistiram às minhas palestras devem estar familiarizados com isso. Tenho afirmado repetidamente que, antes de culpar esses dois fatores, você precisa refletir profundamente a respeito de si mesmo.

"Seu estado presente é o resultado das decisões e escolhas que você fez. Se você é uma pessoa que sofre de uma 'síndrome de infelicidade', provavelmente tomou decisões negativas no passado."

"Mesmo quando as pessoas são colocadas em ambientes similares e experimentam as mesmas condições ou enfrentam os mesmos problemas, a maneira individual de reagir é sempre diferente, depende de cada pessoa."

É isso o que venho ensinando.

Os seres humanos não são como bolas de bilhar ou de fliperama. Elas nem sempre seguem as leis físicas. Sob as mesmas condições, mesmo que uma força igual seja exercida na mesma direção, o resultado será diferente para cada pessoa. Em uma mesma situação, alguns ficam contentes, outros ficam tristes. Os resultados dependem apenas de você. Da sua mente.

Eu gostaria, antes de mais nada, que você entendesse que sem essa postura mental não haveria uma base para a Happy Science se estabelecer. Se você pudesse alcançar a felicidade em sua vida culpando os outros ou as suas circunstâncias por quaisquer problemas seus, não haveria fundamento no ponto de vista da Happy Science. Porque nesse caso não haveria nenhum esforço na Busca do Correto Coração, nem metodologia para o estudo científico da felicidade. Eu gostaria que você entendesse isso.

"A consciência da responsabilidade" rompe as barreiras do orgulho e é o ponto de partida para os esforços de autoajuda

Tudo começa abandonando essa postura mental que vai contra a atitude de se esforçar na autoajuda, eliminando a tendência de culpar os outros ou as circunstâncias. Em vez disso, você deve assumir responsabilidade pela sua situação atual. A aceitação da responsabilidade é a força que alimentará seus esforços para praticar a autoajuda. Ao assumir plena responsabilidade por seu estado mental ou por sua situação atual, você se sentirá motivado a superar quaisquer problemas que causem infelicidade e começará a andar com as próprias pernas.

Mas, se continuar achando que seus problemas são culpa de alguém ou alguma outra coisa – seus pais, as circunstâncias, seus amigos ou colegas, a pobreza que enfrentou na infância ou sua atual falta de dinheiro, ou até mesmo o mau tempo –, você nunca irá melhorar.

Na realidade, o ponto de partida para os esforços de autoajuda é ter a consciência da responsabilidade. É dispor-se a assumir responsabilidade pela própria vida. Muitos não conseguem porque estão tentando proteger a si mesmos. É o que se chama de "orgulho", mas essa densa barreira do orgulho bloqueia a Luz de Deus ou Buda e impede a pessoa de praticar a reflexão. O jeito de romper essa barreira do orgulho é ter a consciência da responsabilidade, a atitude de assumir responsabilidade pela própria vida.

As pessoas tendem a fugir das suas responsabilidades. É uma das fraquezas do ser humano: procurar um jeito fácil de se eximir das responsabilidades, não só pelos transtornos causados aos outros, mas também pelos próprios. Talvez você ache natural querer se isentar de responsabilidade pelos infortúnios alheios, mas é possível que esteja também tentando fugir da responsabilidade pela própria má situação.

Seja como for, só poderá progredir se primeiro aceitar sua responsabilidade. Sua melhora começa com essa aceitação.

Claro que as circunstâncias de outras pessoas podem causar sua infelicidade, mas isso também é problema seu, que permitiu que a situação se instalasse. Se você assumir a responsabilidade e enfrentar isso, o caminho da felicidade se abrirá.

Só quando você aceita sua responsabilidade é que surge espaço para você se esforçar. E, como resultado de seus esforços na prática da autoajuda, você com certeza pode esperar o seu progresso. Nunca se esqueça disso.

Eu desejo sobretudo que aqueles que são membros da Happy Science tenham consciência da sua responsabilidade, que em vez de culpar os outros aceitem a própria responsabilidade. O que irá acontecer então? Bem, esse é o próximo desafio.

3) O que impede você de ser humilde – a inveja e o desejo de aparecer

Você sempre abençoa a felicidade dos outros?

Vamos pensar agora no que impede a humildade, que é o terceiro ponto importante para o Correto Pensamento.

O que ocorre quando a pessoa perde a humildade? Significa que ela só fica satisfeita quando sente que é a "chefona".

Quais são as características desse tipo de personalidade dominadora? Em primeiro lugar, são pessoas que tendem a achar que não têm nada a aprender com os outros. E que também procuram sempre racionalizar e justificar a posição em que se encontram. O resultado disso é que abandonam a disposição de progredir. Em vez disso, ficam só procurando maneiras de rebaixar os outros ou de se livrar daquelas pessoas que sentem como um obstáculo ao seu caminho.

Eis uma verdade importante para a qual gostaria de chamar sua atenção: se você perder o espírito de abençoar a felicidade dos outros, isso será sua ruína. Procure se lembrar sempre dessas palavras.

A pessoa verdadeiramente humilde é capaz de se alegrar sempre com a felicidade dos outros; ao contrário, quanto mais arrogante ela for, mais dificuldade terá em se sentir bem com a felicidade alheia. É como se achasse que só ela tem direito de ser feliz, e se sentisse mal ao ver os outros felizes.

O que acontece nesse caso é que a pessoa começa a atrapalhar a felicidade dos outros. E pode fazer isso tanto de maneira intencional como inconsciente.

Se ela se permite agir de propósito para prejudicar os outros no trabalho, pode, por exemplo, enganar os colegas, sabotar seus esforços, criticá-los para o supervisor ou criar intrigas entre seus subordinados. Pode também fazer isso de maneira inconsciente, e nesse caso é provável que muitas vezes justifique suas ações a partir das próprias crenças. Então, irá pressionar os outros para que endossem as crenças que formou ao longo da vida. É provável que até o momento ela tenha passado não só por episódios de felicidade como de infelicidade, mas tentará impor sua versão dos fatos e pressionar os outros para que a aceitem. Essa é uma maneira inconsciente de interferir.

São duas maneiras típicas de interferir na felicidade dos outros.

Pessoas que alcançaram sucesso após vencer muitas dificuldades tendem a impor suas crenças aos demais, a fim de obstruir os privilegiados

Vejamos o exemplo de um fundador e presidente de uma grande companhia. Vamos supor que ele lutou muito para ascender, e agora não suporta ver pessoas progredirem com facilidade, sem que tenham de enfrentar dificuldades. O fundador trabalhou duro para criar e gerir sua empresa, conseguiu fazê-la crescer aos poucos e transformá-la de um pequeno negócio em uma grande corporação com milhares ou dezenas de milhares de funcionários. Agora, há muitos candidatos de "elite" que gostariam de ser contratados por ela.

A essa altura, o fundador inconscientemente começa a impor suas crenças e a manifestar seu "credo" aos seus funcionários. Podem ser crenças como "as pessoas só entendem a verdade e fazem um bom trabalho se tiverem começado de baixo". Ao pensar desse modo, o fundador passa a rejeitar aqueles que tiveram uma origem mais afortunada. Não consegue tolerar pessoas que parecem avançar sem esforço ou de maneira mais rápida.

Konosuke Matsushita, o fundador da Panasonic, fez exatamente o oposto. Ele praticamente não tinha instrução, sua saúde era precária e ele passou por uma série de dificuldades, mas aceitava suas circunstâncias do jeito que eram e respeitava a capacidade de seus subordinados, encarando-os como pessoas melhores que ele. Pedia ajuda aos subordinados quando sentia que lhe faltavam aptidões adequadas. O senhor Matsushita acreditava que sua companhia iria crescer naturalmente, graças àquela sua equipe tão competente.

Esse é um exemplo notável de um homem que se fez pelo próprio esforço e que nunca impôs suas crenças aos outros; ao contrário, preferiu encarar de modo positivo suas deficiências para alcançar o sucesso.

• Correto Pensamento •

Trata-se, porém, de um caso excepcional, geralmente difícil de ser imitado. Aqueles que começam com pouco e depois crescem tendem em algum momento a criar antagonismos com os trabalhadores que avançam sem esforço. Talvez não tenham consciência de suas ações, mas é um comportamento que pode se manifestar de modo inconsciente.

O problema das mulheres invejosas que perturbam a felicidade dos colegas

Por favor, perdoe-me, pois não tenho a intenção de ofender ninguém, mas há mulheres solteiras ou com uma carreira muito longa que podem também agir de maneira semelhante, em razão de sentimentos inconscientes. Claro que as mulheres são igualmente muito competentes e bondosas, mas algumas agem de maneira inconsciente para colocar obstáculos às suas colegas mais jovens. Às vezes, podem interferir quando estas são cortejadas, ou então se comportam de maneira ríspida com homens mais jovens.

Mulheres mais velhas às vezes se intrometem na vida das mais jovens que estão sendo alvo de interesses masculinos, fazendo observações intimidantes, dizendo que as mais jovens estão "paquerando", que "usam maquiagem exagerada" ou "que não levam o trabalho a sério, encarando-o como algo apenas temporário". Podem também intimidar homens mais jovens para atrapalhar suas ações, alegando que "homens só querem saber de ir atrás das garotas em vez de trabalhar direito". São exemplos de comportamentos que se originam num nível inconsciente, e que constituem tentativas de obstruir a felicidade dos outros.

As pessoas podem adotar esses comportamentos para se justificarem e também em razão de sua vaidade. São atitudes que brotam quando elas ignoram que vivem graças à amorosa benevolência de Deus ou Buda, e de muitas outras pessoas.

Elas querem receber mais amor, e quando veem os outros recebendo, acham isso intolerável. Então, de propósito ou de modo inconsciente, passam a prejudicar aqueles que julgam estar em melhor posição.

Os sentimentos que motivam comportamentos desse tipo também devem ser examinados em relação ao Correto Pensamento. São sentimentos expressos por palavras como "ciúme", "rancor", "inveja" ou "ressentimento".

Você nunca deve esquecer que os seres humanos vivem sob a luz do sol. A luz do sol brilha tanto sobre as pessoas boas como sobre as más. Não importa se é joio ou trigo, o sol oferece sua luz a todas as plantas.

Embora a luz do sol seja generosamente irradiada sobre todos os seres, algumas pessoas querem que brilhe mais sobre elas, como se estivessem sob os holofotes.

• Correto Pensamento •

*A vontade de se exibir é usada para justificar
o próprio estilo de vida, mas priva os outros
de paz mental e de amor*

Há também a questão do desejo de se exibir para impressionar os outros. A questão mais importante ao considerar a humildade é examinar esse desejo de fazer ostentação de si.

Lutar contra esse desejo de se exibir também é extremamente difícil. A motivação por trás desse desejo de ficar sob os holofotes é justificar o próprio estilo de vida. É isso que cria o desejo de se exibir.

A razão pela qual o desejo de se exibir não é aceitável é que ele tira a paz de espírito dos outros. É também uma maneira de tentar desviar o fluxo do amor e dirigi-lo para si, mesmo quando esse fluxo está sendo dirigido aos outros.

Esse tipo de pessoa não aceita que o sol brilhe igualmente para todos. O desejo de se exibir equivale a pensar: "A luz do sol tem de brilhar apenas no meu vaso de flores".

*A inveja dos que estão por perto restringe o desejo
de se exibir*

Entre os aspectos a examinar em relação ao Correto Pensamento está a inveja, que também tem o efeito de controlar o desejo de se exibir em certas pessoas. Apesar desse aspecto negativo da inveja, ela também pode atuar de maneira positiva.

Isso porque aqueles que têm o desejo de se exibir inevitavelmente se defrontarão com a inveja dos outros. Como resultado, a posição de cada pessoa será ajustada por esse efeito de restrição produzido pela inveja. A inveja que é despertada nos outros inibe a manifestação do desejo de se exibir, como se fosse uma espécie de efeito regulador.

Mas a inveja não envolve dar amor, e expressar inveja em demasia dá origem ao mal, já que a inveja é exatamente o oposto do amor por si mesmo.

Examine os "pensamentos equivocados" um por um, pelos critérios do Correto Pensamento

Até aqui, considerei o Correto Pensamento levando em conta alguns critérios. Como vimos, os critérios para examinar pensamentos e determinar se estão corretos envolvem uma variedade de fatores. O procedimento padrão é verificar cada pensamento negativo individualmente, começando pelo exame das próprias queixas, frustrações e dos desejos incessantes porque não sabemos ficar satisfeitos.

Para facilitar o entendimento do Correto Pensamento, apresentei aqui uma maneira organizada, centrada nos três principais critérios, isto é, "ter mente aberta", "esforçar-se para exercitar a autoajuda" e "ser humilde". Acredito que eles facilitarão muito averiguar se você possui o correto coração e determinar se está pensando de maneira correta.

• CORRETO PENSAMENTO •

Recomendo que adote como prática regular fazer essa verificação por meio desses critérios.

As observações que acabei de fazer constituem uma descrição moderna, fácil de entender, da prática do Correto Pensamento. Nos ensinamentos tradicionais do budismo, a prática do Correto Pensamento concentra-se na autorreflexão sobre a gana, a ira e a ignorância, que no conjunto são chamados de os "Três Venenos do Coração". Em um nível mais avançado, o budismo recomenda que você examine seus pensamentos meditando sobre as Seis Grandes Tentações, que são o orgulho, a desconfiança, as visões errôneas, e mais os três venenos citados. "Gana" é querer sem limites; "ira" é o sentimento de raiva; e "ignorância" é a ausência da Verdade. O "orgulho" é egoísmo ou arrogância; a "desconfiança" é a tendência que pode ser vista em qualquer mídia corrompida ou pensamento científico que se baseia no materialismo e no ateísmo; e as "visões errôneas" são uma ampla gama de pensamentos equivocados, relacionados a crenças religiosas, moralidade ou senso comum, e que devem ser totalmente descartados.

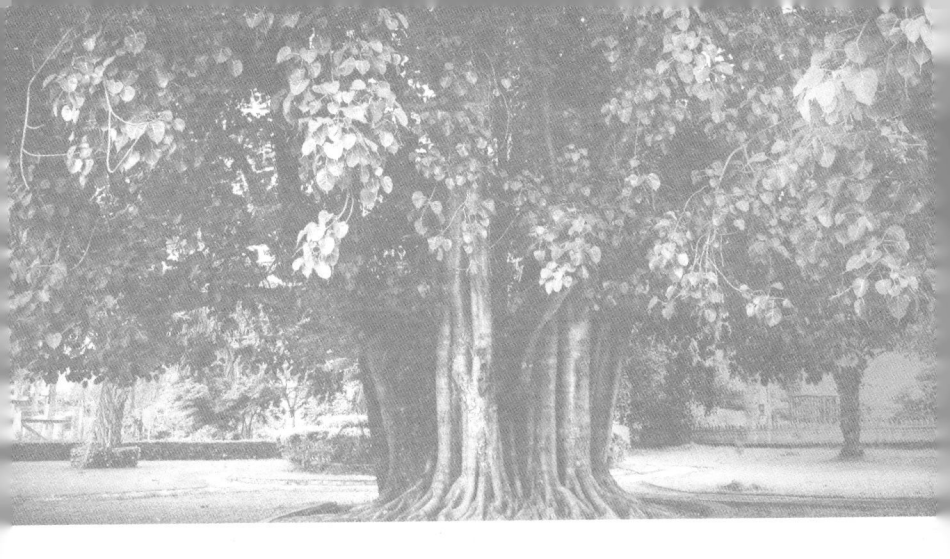

Capítulo 4

Correta Expressão

正語

Palestra ministrada em 7 de janeiro de 1989,
na Sala de Treinamento da Happy Science, Tóquio

• Correta Expressão •

1

A influência das palavras

Palavras pronunciadas em voz alta trazem felicidade ou infelicidade a você e aos outros

A seguir, eu gostaria de falar sobre a Correta Expressão. Junto com a Correta Visão, ela constitui uma meta muito importante da disciplina espiritual. No entanto, a Correta Expressão também pode não ser muito fácil de alcançar. Acredito que todos que examinam a própria mente com base nos ensinamentos dos Oito Corretos Caminhos sentem essa dificuldade.

Imagine, por exemplo, que tudo o que você disse durante o dia foi gravado. Se você ouvisse essa gravação antes de ir se deitar, como se sentiria? Esse é o primeiro passo ao considerar a prática da Correta Expressão.

"Imagine que, no final de um dia, todas as coisas que você disse durante esse período foram gravadas e você ouve a gravação antes de ir dormir. De que maneira julgaria o conteúdo? Experimente rever o que disse durante o dia sob o ponto de vista de outra pessoa."

Isso é o que se espera que você faça, e é algo extremamente difícil. Alcançar a Correta Visão não é fácil, mas a Correta Expressão é ainda mais difícil de alcançar.

Que impacto aquilo que você disse pode ter tido nas outras pessoas? Que influência as palavras que pronunciou tiveram em você mesmo? De que maneira você é afetado pelas palavras que diz em voz alta? A maioria das pessoas, isto é, mais de 90% delas, não é capaz de responder a isso. No entanto, as palavras que você diz em voz alta são muitas vezes a causa da sua infelicidade.

Se você é um fiel da Happy Science, talvez tenham lhe pedido para dar conselhos às pessoas a respeito de seus problemas pessoais. Elas confiam em você, e confidenciam: "Estou sendo destratado", "Meu chefe vive me dando bronca", "Meu marido costuma me tratar com violência física" ou "Minha esposa fica o tempo todo resmungando e me ofendendo, e isso me causa muito sofrimento". Mas se você perguntar se essas pessoas realmente são afetadas "o tempo todo" por esses problemas, verá que a realidade é um pouco diferente.

"O chefe que vive lhe dando bronca" talvez tenha repreendido você apenas duas vezes este ano. "A esposa que reclama o dia inteiro, desde que acorda até que vai dormir tarde da noite", talvez só se queixe menos de meia hora por dia, se isso for medido no relógio. Situações como essas são comuns. No entanto, aqueles que sofrem tendem a sentir que essas palavras que ferem estão o tempo todo circulando em sua mente.

Por que isso acontece? Em muitos casos, aqueles que sofrem devido a comentários verbais tendem a confirmar o que ouviram depois que repetem isso em voz alta. Quando respondem e dizem algo como: "Você reclama de mim o dia inteiro. Quando ouço você falando isso, fico doente", essa percepção se torna na hora algo substancial. Então, esse marido passa a ser prisioneiro do próprio comentário verbal. Depois que diz isso em voz alta, não importa mais se a esposa de fato o persegue o dia todo com sua fala, o fato é que ele então dá seu aval ao próprio sofrimento. Por ter dito isso ele mesmo, passa a acreditar nas próprias palavras, que irão se tornando realidade. É muito comum.

Tudo o que ocorre ao longo de um dia pode ser esquecido no dia seguinte, a não ser que você registre na mente. E se você expressa o pensamento em palavras, então ele fica gravado na sua mente e na mente dos outros.

Palavras podem gerar um amor que ajuda a melhorar o mundo, mas podem também gerar a violência que o destrói

Já notou que algumas palavras dos outros permanecem em sua mente, mesmo tendo sido ditas há cinco ou dez anos? As palavras que mais ficam gravadas no fundo da memória costumam ser as que foram ditas há vários anos. Uma frase casual de alguém pode ficar na sua memória e continuar machucando você como um espinho na carne. E talvez a pessoa que pronunciou essas palavras nem se lembre mais do que disse. Menos de um décimo das pessoas consegue lembrar o que disse. Numa contagem mais rigorosa, esse número talvez seja de apenas 2% ou 3%.

Pode ser que a pessoa não se sentisse bem naquela hora, ou estivesse de mau humor ou muito ocupada com outros assuntos, e casualmente disse alguma coisa desagradável. No entanto, depois que são ditas em voz alta, as palavras continuam na mente de quem ouviu.

Se uma pessoa ouve uma frase que você proferiu e as palavras ficam gravadas na mente dela, isso pode perdurar muito tempo. Claro que será diferente se ela praticou a autodisciplina e aprendeu a se desapegar de palavras ofensivas. Mas as pessoas comuns permitem que essas palavras persistam em sua memória.

Isso ocorre principalmente com as mulheres, que são afetadas de maneira mais profunda por palavras negativas. As palavras ofensivas que elas ouvem ficam gravadas vividamente em sua memória, e dão a sensação de que acabaram de ser pronunciadas. Mesmo que os comentários tenham sido feitos a ela há dez anos, basta ela ver de novo a pessoa para sentir as palavras ganharem vida na mesma hora.

Por exemplo, suponha que há dez anos um homem tenha dito a uma mulher: "Eu não gosto de você". Ele pode gostar dela agora, mas no momento em que ela o vê, aquela memória do passado é revivida instantaneamente. A declaração ficará então passando e repassando na mente dela, como se fosse um letreiro luminoso. Vamos supor que esse homem tivesse feito um dia um comentário como: "Você tem mau gosto para se vestir"; mesmo que agora ele tivesse mudado de opinião e apreciasse a relação dela com a moda, a não ser que declarasse isso em voz alta, o comentário feito há dez anos continuaria vivo na memória dela, e no momento em que ela o encontrasse essa lembrança ruim se acenderia de novo. O impacto das palavras tem esse efeito.

No Capítulo 2, sobre a Correta Visão, mencionei que você nunca é responsabilizado por aquilo que vê e por isso é difícil julgar o ato de olhar as coisas. Por outro lado, aquilo que você diz pode ser examinado de modo objetivo por aqueles à sua volta. O ato de falar em voz alta pode não só se transformar em amor e criar um mundo melhor, como pode se transformar em violência e destruir o mundo.

2

Palavras impensadas que machucam você e os outros

O esforço para falar corretamente é para a vida toda

Você precisa ter coragem para continuar se esforçando para falar melhor. É uma luta que você trava consigo mesmo.

• Os Verdadeiros Oito Corretos Caminhos •

O esforço para "falar corretamente" é infindável. É algo para sempre, uma aventura infinita. O que você almeja é que, depois de repassar na mente tudo o que disse durante o dia, consiga no mínimo ter uma boa noite de sono. Ao final do dia, depois de lembrar tudo o que disse, talvez sinta tanto arrependimento que perca o sono, o que será lamentável. É ótimo poder dormir bem, com a satisfação de ter dito coisas relativamente boas durante o dia. É o mínimo que você pode fazer em seu esforço para alcançar esse estado mental.

Vou discorrer agora sobre esse problema de causar profunda mágoa em alguém com suas palavras. Se você alguma vez disse coisas que magoaram outra pessoa, a ponto de suas palavras terem permanecido na mente dela por muito tempo, por anos ou mesmo décadas, então o mais provável é que você esteja arrependido de ter dito essas coisas. Pode ter se arrependido logo após ter pronunciado essas palavras ofensivas, ou no dia seguinte, ou mais de uma semana depois. No entanto, o problema é que a maioria das pessoas não é capaz de admitir que estava errada, e declarar em voz alta que se arrepende e que irá mudar de atitude. Infelizmente, mais de 90% das pessoas são assim.

Quando você comete um erro ao introduzir um registro contábil no seu computador, precisa criar uma nova entrada para compensar o erro e anular seu efeito. Se o ajuste não for feito corretamente, terá de cancelar e redigitar o número certo. É uma tarefa trabalhosa.

Do mesmo modo, se você acha que colocou algo errado na mente de outra pessoa, precisa compensar isso com uma coisa boa. Se não, o balanço ficará sempre no negativo e você não poderá esperar que haja um bom relacionamento. Precisará trabalhar duro para reparar o que fez de errado com a outra pessoa.

Verifique se você magoou ou ofendeu os outros com palavras impensadas

O orgulho costuma ser uma fonte de sofrimento. Muitas pessoas acham que os outros não gostam delas. Você acha que os outros não gostam de você? Ou acha que gostam?

Se você acha que os outros não gostam de você, por favor, faça uma autoanálise cuidadosa. Se concluir que alguém odeia você, saiba que isso geralmente se deve às palavras que você disse. Com poucas exceções, a razão pela qual os outros não gostam de nós é por alguma coisa que dissemos. Palavras que você disse sem pensar podem fazer com que os outros passem a evitá-lo. Um erro até pode ser perdoado, mas se você continua repetindo coisas desagradáveis, duas, três, quatro vezes ou mais, as pessoas não irão perdoá-lo. Chega um ponto em que a percepção que as pessoas têm de você se consolida. Elas vão julgá-lo como alguém que diz coisas desagradáveis e que pensa de determinada maneira. E você ficará rotulado com base nesse ponto de vista.

As pessoas que acham que não são apreciadas são as que vivem dizendo coisas que magoam os outros. E magoam de fato, pois ofendem seus sentimentos. Pior ainda, essas pessoas não fizeram nada para compensar o dano causado. Se você pensa: "Todos me tratam mal e são contra mim", isso costuma ser consequência de comentários casuais que andou fazendo de modo irresponsável e que magoaram as pessoas.

Nesse caso, peça desculpas a elas e admita: "Eu realmente agi errado naquela situação". Você verá que em pouco tempo a sensação de que agiu errado será relevada. Não há muitas pessoas cruéis a ponto de continuar punindo alguém que já pediu desculpas. É uma atitude difícil de manter. Em geral há relutância em continuar magoando ou julgando uma pessoa que já expressou seu arrependimento.

3

Deixe o orgulho de lado e não tenha medo de pedir desculpas

Os anjos gostam de pessoas que fazem autorreflexão, e os demônios sentem rejeição por elas

Uma das cenas que os seres do mundo celestial mais admiram pela sua nobreza é a de alguém em autorreflexão.

• Correta Expressão •

Quando observam uma pessoa refletindo sobre seu passado e derramando lágrimas de arrependimento, os anjos ficam comovidos, e os demônios se afastam, pois não são mais capazes de produzir qualquer dano a essa pessoa. Os demônios não conseguem se aproximar de quem veem se arrependendo, em lágrimas, tampouco conseguem tentar essas pessoas. Aqueles que se arrependem de verdade ficam imunes à influência dos demônios.

Se você acha que vem sofrendo há muito tempo, pode ser que isso seja apenas consequência do seu orgulho. Talvez você fique pensando: "Meu chefe não para de me atazanar", mas é provável que os fatos sejam completamente diferentes. Será que não é você que não dá ouvidos ao que seu chefe diz, ou se mostra rebelde o tempo inteiro, ou simplesmente não faz o trabalho que deveria fazer? Pode ser que esteja apenas arrumando uma desculpa para justificar seu comportamento. Se pedir desculpas e mudar de atitude, talvez resolva os problemas, mas em vez disso você fica sofrendo um "inferno eterno" que foi você mesmo que criou. Há muitas histórias desse tipo.

Essa costuma ser também a condição de muitos espíritos no inferno. Eles insistem teimosamente: "Eu não vou me arrepender" ou "Definitivamente, não vou admitir que fui eu que errei" ou "Não foi culpa minha!". Não há nada que se possa dizer a eles, exceto: "Bem, então fique aí onde está para sempre". Não são capazes de se arrepender e simplesmente dizer "Desculpe".

Conclui-se que esse tipo de atitude está enraizado em seu "ego", na "autopreservação" ou no "egoísmo". Colocado de outra forma, talvez mais agradável aos ouvidos, podemos dizer que o problema está em seu "orgulho". No orgulho e na atitude de querer se colocar sempre acima dos outros.

Mas, se você quer mesmo se colocar em primeiro lugar, precisa pensar, antes de mais nada, em salvar a própria pele. Precisa livrar-se do sofrimento.

Para isso, precisa se arrepender realmente, desde que acredite que de fato cometeu um erro. Você não imagina quanta felicidade essa simples verdade irá lhe proporcionar. Basta isso para tornar você e a outra pessoa mais felizes, assim como aqueles à sua volta.

Se você comete um erro e magoa os sentimentos de outra pessoa, peça desculpas

Aqueles que sentem muito orgulho, costumam ficar ansiosos para se salvar primeiro. Fazem qualquer coisa para ganhar uma vantagem ou beneficiar a si mesmos. Seja como for, se cometerem um erro, precisam pedir desculpas.

Se você acha que ofendeu os sentimentos de alguém, mesmo que tenha havido um mal-entendido, tenha certeza de que você faz parte do problema que causou essa situação. Então, precisa ter grandeza de coração e admitir:

"Talvez tenha sido culpa minha. Meu jeito de me expressar não foi muito adequado".

É impossível haver uma comunicação perfeita entre as pessoas. Talvez você queira argumentar: "Ah, mas eu não quis dizer isso, as pessoas é que me entenderam mal". Porém, se não conseguiu transmitir sua real intenção, significa que houve um problema na sua comunicação, então precisa admitir isso.

Muitas vezes o problema é que você não soube expressar bem seus sentimentos e pensamentos. É necessário que admita sua deficiência na maneira de se comunicar. Pode ser que você ainda insista e diga: "Não foi isso o que eu realmente quis dizer, e não foi culpa minha", mas se não conseguiu se fazer entender, o problema está na sua comunicação, que foi falha. E mesmo que mais tarde você pense melhor e diga: "Na verdade, não queria que as coisas tivessem sido assim", talvez seja tarde demais.

Como fica claro, você precisa assumir a responsabilidade pelas consequências de uma comunicação falha. Se as outras pessoas entendem você mal, a responsabilidade é sua por ter feito uma declaração confusa ou enganosa, e você deve levar isso em conta. Deve pelo menos refletir sobre esse ponto e fazer um esforço para melhorar essas situações.

Algumas pessoas, claro, podem não aceitar suas desculpas. Mas, se você admitir seus erros e pedir desculpas, pelo menos dormirá mais tranquilo. Isso, com certeza.

4

Como receber as palavras dos outros

Algo que precisa ser ressaltado, muitas e muitas vezes, é que as implicações das palavras devem sempre ser consideradas com extremo cuidado. Na mente humana, um comentário negativo feito a nosso respeito pode facilmente ganhar uma dimensão que não tem na realidade. Mesmo que não haja intenção maldosa, um comentário sempre corre o risco de ser levado mais a sério do que deveria.

Por outro lado, após receber um elogio, você deve reagir com humildade. Às vezes, ao relembrar o elogio no dia seguinte, a pessoa pode até pensar: "Acho que aquele comentário na verdade foi feito para caçoar de mim". É comum a pessoa ter dificuldades para acreditar na sinceridade de um elogio ou, no extremo oposto, dar excessiva importância a alguma observação negativa feita a seu respeito.

Indivíduos que tendem a dar muito crédito a comentários negativos e a suspeitar quando se fala bem deles nunca chegam a ser felizes. Por favor, tenha em mente essa verdade. Se você possui essa característica, talvez seja uma daquelas pessoas afetadas pelo que se costuma chamar de "síndrome da infelicidade", descrita no Capítulo 2

• Correta Expressão •

do meu livro *Síndrome da Infelicidade*[2]. Sinto que é comum encontrar pessoas desse tipo. Suspeito que seja esse o caso da maioria das mulheres. Talvez mais da metade delas não lide bem com elogios. E, ao contrário, quando se trata de um comentário negativo, podem levá-lo a sério demais, chegando a aumentar dez vezes seu impacto.

Essa tendência pode ser superada pelo próprio esforço. É importante realizar esse esforço, se não o reino do inferno dentro de sua mente ganhará espaço. Se você recebeu um elogio, por menor que seja, é muito importante que simplesmente se sinta feliz.

5

Agradeça quando receber alguma crítica

Aqueles que conseguem ser gratos ao receber uma repreensão são "heróis"

Outro assunto que eu gostaria de discutir é como reagir a comentários negativos. Existem várias maneiras de lidar com essa situação. Se você é criticado por alguém, pode ter

---

[2] Disponível em inglês e japonês: *The Unhappiness Syndrome* (Nova York: IRH Press USA, 2017); *Koufuku ni Narenai Shoukougun* (Tóquio: IRH Press Co. Ltd., 1988).

vontade de revidar, sentindo que todo o seu caráter está sendo atacado. No entanto, por favor, não reaja a essa situação sem pensar. Quando os outros lhe dirigirem palavras de desaprovação, a última coisa que você deve fazer é reagir de maneira desafiadora. Essa é uma reação do nível mais baixo. Se você fosse um gorila ou um homem primitivo, poderia sentir necessidade de revidar golpes com golpes. Mas precisa saber que esse tipo de comportamento é a pior coisa para uma pessoa civilizada.

Se for acusado de forma agressiva por alguém, pare por cinco ou dez segundos. Essa é a primeira coisa que sugiro que você faça. Pare uns cinco a dez segundos, e nesse curto espaço de tempo pense rapidamente nas possíveis causas dessa abordagem negativa. Considere se existem motivos que justifiquem a outra pessoa fazer essas observações críticas a seu respeito.

Mesmo que você conclua que não estava fazendo nada de errado, avalie também se não sobrou alguma brecha para um mal-entendido. Por exemplo, houve alguma possibilidade de ter ocorrido uma falha de comunicação de sua parte?

Se você sentir a menor possibilidade de um mal-entendido, deve primeiro aceitar a crítica. Aceite as palavras e pense: "O esforço que eu fiz não foi suficiente". Se adotar essa atitude, a outra pessoa provavelmente irá se acalmar um pouco. Então, pergunte: "Qual foi exatamente o problema? Por favor, me esclareça para que eu possa corrigi-lo da próxima vez". Desse modo, quando alguém fizer uma observação crítica ou agressiva a seu respeito, se você sentir que o comentário faz sentido, antes de mais nada aceite-o e diga "obrigado/a".

Pouquíssimas pessoas são capazes de dizer "obrigado/a" ao ouvir um comentário crítico. Eu as chamaria de "heróis e heroínas". É muito raro encontrar pessoas com essa grandeza. Ao receber críticas severas, você deve ter essa capacidade de reagir dizendo: "Agradeço muito seus comentários honestos. Por favor, conte-me mais a respeito do que fiz de errado". Creio que esse é o primeiro passo para se tornar alguém com uma grande personalidade.

Sua atitude honesta pode mudar a atitude dos outros

Entenda que são pouquíssimas as pessoas que têm essa capacidade. Eu mesmo fui repreendido muitas vezes por espíritos elevados nos primeiros tempos, mas havia o consenso de que eu era suficientemente capaz de suportar essas observações. E apesar de ser criticado com frequência, continuei a trabalhar com muito bom humor. Eu dizia: "Sinto muito. Por favor, me conte: qual está sendo o problema?" ou "Oh, então foi isso que fiz de errado? Compreendo. Vou tentar melhorar da próxima vez". E continuei me esforçando para melhorar.

Você talvez conheça pessoas que têm o hábito de falar mal dos outros, que vivem criticando os demais e são tão intolerantes que acabam sendo evitadas por todos. No entanto, uma pessoa assim ficará sem saber como reagir se você disser "obrigado" e pedir que ela corrija você. Ela não vai saber o que dizer. E então talvez ela perceba que teve um comportamento infantil.

Se você não aceita críticas e se mostra ressentido com elas, isso não será muito produtivo, mas se, ao contrário, agir com cortesia, a outra pessoa talvez comece a mudar. É bom você ter consciência disso.

Essa atitude vale para casos mais gerais, por isso é bom também ser flexível e encarar as questões caso a caso. Se você está tratando com criminosos e diz coisas como: "Por favor, me diga como seria melhor eu fazer isso", estará fazendo papel de tolo. Portanto lembre-se sempre de agir com sabedoria. É preciso ficar bem atento a esse ponto.

6

Cultivar pessoas com palavras

Às vezes, é preciso ser propositalmente firme ao repreender alguém

Eu gostaria de tratar de outro aspecto relacionado com o uso das palavras. Quero ressaltar que existe uma diferença entre repreender e apenas dar vazão à sua raiva. Quando necessário, você deve, sim, usar uma linguagem mais dura. Não se esqueça disso.

Se você vê que a outra pessoa está cometendo um erro, precisa alertá-la. É como advertir uma criança do perigo de atravessar a rua quando o semáforo para pedestre está vermelho. Nesse caso, você precisa dizer com firmeza e em voz alta: "Espere! Não atravesse!".

Do mesmo modo, quando uma pessoa está a ponto de entrar numa situação perigosa em um momento decisivo da vida e você sente que ela titubeia à beira de um abismo, seu impulso deve ser o de tentar salvá-la, mesmo que precise dar-lhe um safanão para que perceba a situação. Isso pode exigir o uso de palavras duras. Sem dúvida, há situações na vida em que você precisa ser absolutamente direto.

Muitas pessoas sofrem por não conseguir agir, quando necessário, de maneira firme ou até rude. É um comportamento frequente entre pessoas religiosas. É comum vê-las depois arrependidas, expressando pensamentos como: "Eu não consegui dizer nada a respeito de...". Essas personalidades religiosas podem sofrer com isso, sobretudo em problemas de relacionamento. Às vezes, passam dias e dias pensando: "Isso não está certo", mas são incapazes de expressar com palavras o que é necessário para resolver a situação, e aos poucos são levadas em uma direção indesejada. A falta de coragem para dizer o que é necessário pode levar a pessoa a cometer um erro e depois se arrepender, além de prejudicar a outra pessoa.

Há um aspecto problemático para aqueles que se dedicam a estudar a Verdade Búdica. Muitos deles têm dificuldades em se mostrar propositalmente severos, mas às vezes é isso o que a situação exige.

Em certas horas, é preciso agir com severidade, imaginando-se como um ator desempenhando um papel. Dependendo do momento ou da situação, você tem de fazer o papel de "vilão". Se precisar realmente salvar alguém, talvez convenha você ser o "vilão" do filme e se comportar de maneira rigorosa.

Eu mesmo passei por esse tipo de situação algumas vezes. À medida que você se dedica a estudar e praticar a Verdade, sente necessidade de ser uma boa pessoa, e então procura evitar agir de modo severo ao lidar com os outros.

Você não quer precisar adotar atitudes disciplinadoras, e em vez disso se dirige aos outros apenas com termos e maneiras gentis. Mas, às vezes, agir assim faz os outros acharem que está tudo certo com eles, e contribui para que se desviem do caminho.

Assim, quando você perceber que a outra pessoa está prestes a fazer algo perigoso, precisa lembrá-la disso, de maneira firme e direta. Se não, talvez até coloque a vida dela em risco. Permitir que os outros corrompam sua mente é o mesmo que deixar que percam sua vida. Por isso, não permita que cometam alguma ação prejudicial. Em tais casos, seja firme e severo ao repreendê-los.

Ao chegar a um ponto crítico, faça suas repreensões de modo gradual

Se você trabalha em uma organização, provavelmente irá deparar com situações desse tipo. Talvez veja alguns de seus subordinados e colegas agindo de maneira equivocada. Na rotina do dia a dia, você pode tolerar as ações dessas pessoas até certo ponto. Mas, quando percebe que passaram de um certo limite que seja perigoso, definitivamente precisa adverti-las.

Se alguém lhe diz: "Estou avisando você pela primeira vez", e depois "Essa é minha segunda advertência", e finalmente "É a última vez que estou avisando", com certeza você vai pensar melhor e parar de agir como está agindo. Eu costumava usar essa sequência quando trabalhava em uma empresa comercial: "Primeira advertência", "Segunda advertência" e "Prepare-se para o que virá em seguida". Eram esses os alertas que eu costumava fazer. Era rigoroso naquela época, e essas advertências faziam meus subordinados tomarem mais cuidado. Agora que sou o CEO da Happy Science costumo apenas sorrir, mas a verdade é que posso ser muito severo e intimidador. Eu observo e deixo as pessoas agirem livremente, mas às vezes preciso dizer: "Essa é minha primeira advertência, portanto lembre-se disso" ou, então, "Essa é a segunda vez que alerto você a respeito disso". Em geral, não preciso fazer a terceira advertência, pois a situação costuma melhorar após a segunda. Ou seja, às vezes essas advertências são muito necessárias.

Isso pode ocorrer até mesmo quando a pessoa é seu chefe. Há situações em que falar abertamente não é nada fácil, mas, mesmo assim, é necessário.

Não se deve falar de maneira exaltada quando estamos tomados pela raiva. É preciso saber expressar a raiva de maneira adequada e oportuna.

Algumas pessoas se descontrolam, perdem a compostura e expressam sua raiva de modo violento e explosivo. Mas agir assim ultrapassa o ponto em que é possível obter algum resultado bom. Os relacionamentos ficam totalmente prejudicados e as pessoas parecem ter uma alteração de personalidade, mostram-se excêntricas aos olhos dos outros, e aqueles que são alvo de seu ataque ficam assustados demais e se afastam. Eu costumava ouvir histórias desse tipo, de funcionários mais jovens que eram repreendidos durante duas horas seguidas, a ponto de passarem mal. Alguns chefes vão a esses extremos, mas espero que você não chegue perto disso.

Assim, quando observar que um mau comportamento passou dos limites, procure dividir sua repreensão disciplinadora em três sessões. Após a primeira e a segunda, o ideal é que a situação fique sob controle e dispense uma terceira intervenção.

É importante você acolher as pessoas com palavras de elogio, mas em certas horas o oposto disso se torna imprescindível, como no provérbio oriental "Bons remédios são amargos". Às vezes, as pessoas precisam engolir alguns comprimidos que não têm um sabor agradável.

Isso não quer dizer que você odeie essas pessoas, mas às vezes precisa dizer coisas que ninguém gosta de ouvir, para o bem delas. Nessas horas, precisa falar com firmeza. Não pode se mostrar leniente. Se não, talvez não consiga eliminar um mau comportamento. Por favor, tenha isso em mente. Mas, por outro lado, tampouco deve ser algo que você tem de fazer com frequência.

O que descrevi até aqui é uma explanação geral da Correta Expressão. Porém, adotando uma perspectiva budista mais detalhada, você pode examinar se usou a

• Os Verdadeiros Oito Corretos Caminhos •

Correta Expressão seguindo certas linhas gerais quanto às palavras que usa. Palavras verdadeiras: você usou palavras das quais não se envergonha, que não vão contra a sua consciência? Palavras ofensivas: você magoou alguém com suas palavras? Falsas palavras: você fez afirmações falsas a respeito de sua iluminação? Palavras lisonjeiras: você levou os outros a se desviarem do caminho por deixá-los convencidos demais? Discursos divergentes: você disse à pessoa A uma coisa, mas disse outra diferente à pessoa B, com a intenção de criar uma desavença entre elas? (consulte *As Leis do Sol*[3], Capítulo 2, Seção 10.)

---

3 *As Leis do Sol* (São Paulo: IRH Press do Brasil, 2015).

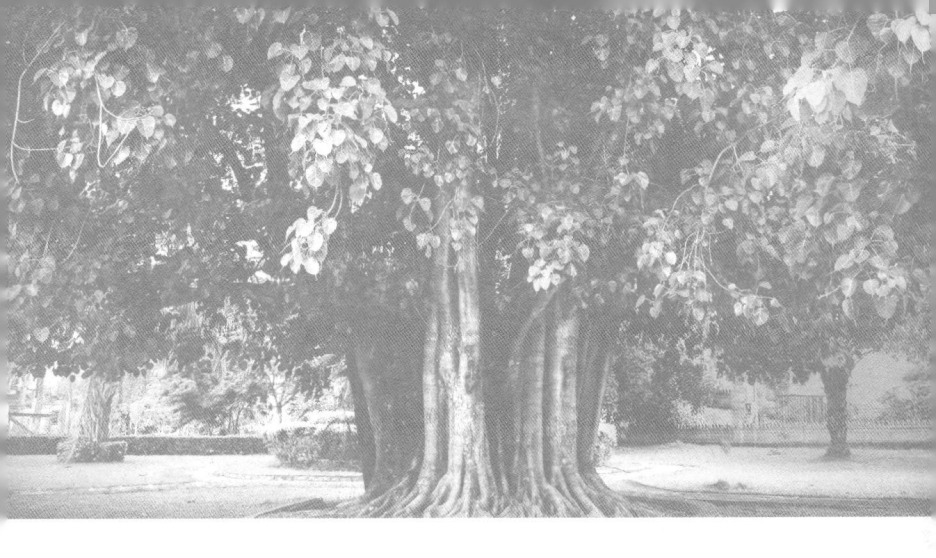

Capítulo 5

Correta Ação

正
業

Palestra ministrada em 14 de janeiro de 1989,
na Sala de Treinamento da Happy Science, Tóquio

1

Ética profissional no mundo atual

Na sociedade atual, não fica claro qual é o padrão correto do trabalho

A expressão Correta Ação significa essencialmente agir de maneira correta, ou seja, você precisa perguntar a si mesmo: "Hoje fiz as coisas corretamente?". Nos dias atuais, você pode considerar que isso significa também se você "trabalhou corretamente".

Nos tempos atuais, o tema Correta Ação nos coloca um problema muito difícil. Em razão da complexidade da nossa sociedade atual e do grande progresso industrial, muitas pessoas praticamente não têm ideia de qual seja o padrão correto do trabalho hoje em dia.

Tempos atrás, parecia haver padrões mais simples e alguns princípios específicos sobre a ética do trabalho. Mas hoje é extremamente difícil definir o que é um trabalho correto.

Precisamos saber qual é o sentido do trabalho na sociedade atual

Outro tema sobre o qual devemos refletir é por que existe essa exigência do trabalho correto, e quais são suas implicações espirituais.

Você precisa estar ciente disso.

Se você tem uma natureza religiosa, é provável que sua tendência seja gastar o maior tempo possível na contemplação espiritual das coisas. Talvez sinta afinidade com uma vida contemplativa e deseje permanecer mais tempo no mundo da meditação.

Mas de que maneira podemos considerar isso? Como encontrar uma solução para o conflito entre o desejo de uma vida contemplativa e a necessidade de cumprir as tarefas e exigências de seu local de trabalho?

Esta é uma questão que precisa ser examinada de diversos ângulos. Se não resolvermos esse conflito, não estaremos qualificados para viver no presente como pessoas religiosas.

No passado, teria sido suficiente ministrar ensinamentos sobre a Busca do Correto Coração no contexto de uma vida contemplativa, e imagino que em certo sentido devia ser mais simples.

Mas como encarar a sociedade atual? Será que deveríamos abrir mão de nossos empregos? Podemos abrir mão deles como se fossem sem propósito? Seria sensato negar o valor das profissões atuais e descartá-las como meras expressões da vaidade, como se não tivessem nenhum sentido espiritual? Ou devemos considerar que há outras implicações, já que encarnamos como espíritos para viver no tempo presente? Como devemos olhar para o atual estado da sociedade à luz das leis da evolução espiritual?

Acredito que este é um desafio que não podemos evitar de enfrentar. Tenho a impressão de que ainda não chegamos a uma conclusão clara sobre a maneira de encarar as profissões contemporâneas.

Tempos atrás, o avanço na carreira, os títulos e o dinheiro eram às vezes apontados como metas equivocadas do ponto de vista religioso. Mas se hoje esses aspectos fossem vistos apenas dessa maneira, não haveria espaço para que a lógica religiosa pudesse ser eficaz no mundo dos negócios.

A questão é: faz sentido continuar vendo as coisas dessa maneira?

2

As leis da prosperidade no desenvolvimento histórico do cristianismo

O desejo de Deus de alinhar a prosperidade de um país às verdades religiosas

Examinando o plano do mundo celestial, parece óbvio que ali foram feitas modificações em relação ao trabalho e às crenças religiosas.

Por exemplo, qual era a atitude em relação ao trabalho na época de Jesus? Lendo a Bíblia, entendemos claramente que não se dava muita prioridade à ética do trabalho. É difícil crer que a pregação de Jesus naqueles dias fosse feita levando em consideração o que seria a sociedade industrial que iria se estabelecer mais de 1.700 anos mais tarde. Se houvesse naquela época uma sociedade próspera, poderíamos supor que Jesus ministraria seus ensinamentos de acordo com os costumes daqueles tempos.

No entanto, tendo em vista o tipo de ambiente social existente da época de Jesus, ele provavelmente não poderia ter pregado as leis com uma noção de prosperidade tão avançada em mente.

• Correta Ação •

Ao que parece, no período da Reforma[4], particularmente a partir da influência de Martinho Lutero e João Calvino, a questão da verdade religiosa e de como ela afeta a vida concreta das pessoas constituía um desafio às instituições existentes e acabaram ocorrendo mudanças. O protestantismo influenciou muito o espírito do capitalismo.

Após a partida dos puritanos no navio *Mayflower*, da Inglaterra rumo ao Novo Mundo, houve um desenvolvimento miraculoso, que deu origem à América. Vejo nisso o desejo de Deus de alinhar a prosperidade de um país às verdades religiosas.

As comunidades de negócios também precisam de um modo de pensar religioso

Observando a trajetória do cristianismo ao longo dos séculos XIX e XX, vemos surgir e se desenvolver um sistema de crenças que deu lugar a uma explicação científica das leis da prosperidade. Foram as premissas do chamado Novo Pensamento, um movimento cristão que ganhou muita força.

---

[4] A Reforma Protestante, ocorrida no século XVI, foi um movimento liderado por Martinho Lutero (1483-1546, monge agostiniano alemão), que propôs uma reforma no catolicismo romano. João Calvino (1509-1564, teólogo e líder religioso francês) foi um dos principais líderes da Reforma. (N. do E.)

• Os Verdadeiros Oito Corretos Caminhos •

Porém, as reflexões de Norman Vincent Peale ou Robert Schuller[5] e os ensinamentos que eles pregaram foram no início vistos como heréticos pela igreja cristã tradicional.

Muitos dos nossos fiéis talvez já tenham lido a obra *O Poder do Pensamento Positivo*, de Norman Vincent Peale. Ele vendeu mais de 20 milhões de exemplares, mas assim que foi publicado enfrentou grande oposição. Vieram objeções de todos os lados, e as vozes críticas de muitos líderes da Igreja não cessavam de expressar forte desaprovação. Achavam que aquela versão moderna dos ensinamentos de Cristo adaptada à realidade do mundo dos negócios, e útil no local de trabalho, constituía uma distorção dos ensinamentos cristãos originais.

Apesar dessa onda negativa, o livro se popularizou e se difundiu pelo mundo afora. Tendo em vista o enorme impacto dessas ideias, certamente havia naquela época a necessidade de um livro nesses moldes. Afinal, o cristianismo não conseguiria atender às exigências e necessidades das pessoas, a não ser que se adotasse uma maneira de pensar religiosa capaz de ser aplicada à comunidade dos negócios. Não era suficiente se apoiar nas leituras da Bíblia, como se fazia antes. E essa atualização religiosa, além de tudo, havia sido feita com base em um plano do reino celestial.

---

5 Os americanos Norman Vincent Peale (1898-1993) e Robert Schuller (1926-2015), ambos pastores cristãos e autores de dezenas de livros de autoajuda e prosperidade pessoal, influenciaram várias gerações nos Estados Unidos. (N. do T.)

• Correta Ação •

3

Prosperidade e desenvolvimento na Verdade Búdica

É hora de lidar com as questões que associam o trabalho à Verdade

O Japão hoje está alcançando os Estados Unidos, mas costumava-se dizer que se você copiasse um produto popular nos Estados Unidos em determinada época, ele faria sucesso no Japão dez anos mais tarde. A situação mudou desde então; porém, tendo em mente o ambiente futuro dos negócios e das comunidades religiosas no Japão, havia a necessidade de uma ideia de fusão que unisse esses dois campos. Tal ideia teria de surgir naturalmente.

Por isso, na Happy Science apresentamos claramente o conceito de desenvolvimento como parte dos Princípios da Felicidade. Sem ele, não seríamos capazes de atender às demandas da sociedade no futuro.

Os ensinamentos do Buda Shakyamuni não incluíam o conceito de desenvolvimento; em vez disso, estavam concentrados no desenvolvimento do mundo interior. Mas hoje estamos mergulhados em um ambiente de muito dinamismo, e não seria suficiente ficarmos restritos a desenvolver apenas o mundo interior.

Eu costumo falar de uma "felicidade que transcende este mundo e alcança o outro mundo". Como é indicado pela própria conexão expressa nessa frase, chegou a hora de fazer com que o reino que existia apenas no Mundo Real se manifeste também no mundo terreno.

Sinto que os deuses do xintoísmo fizeram um grande esforço nesse sentido. Quando examino a reconstrução do Japão no pós-guerra, tenho a impressão de que o poder dos deuses da alta hierarquia xintoísta contribuíram muito para isso.

Além do mais, acredito que chegou a hora de fazer uma conexão entre a vida profissional e a Verdade, com base em um ponto de vista mais essencial e fundamental.

Os princípios de desenvolvimento e prosperidade fazem parte não só da vida meditativa, mas também da Verdade

Tenho falado algumas vezes a respeito de Hermes[6], da Grécia antiga, nascido há 4.300 anos. Se você examinar a vida de Hermes, descobrirá que naquele tempo a Verdade era ensinada de maneira muito peculiar. Na época dele, a Verdade era diferente da vida meditativa que todos têm considerado como verdadeira. Aquela Verdade continha claramente o que viria a constituir os princípios do desenvolvimento e da prosperidade nesse nosso mundo terreno.

---

6 Ver explicação na pág. 263. (N. do E.)

• Correta Ação •

Na realidade, há mais de 4 mil anos Hermes já previra o que aconteceria mais tarde, nos períodos moderno e contemporâneo, dos séculos XVII, XVIII, XIX e XX. Tais princípios já eram ensinados naquela época.

Hermes foi o primeiro a desenvolver uma economia baseada no dinheiro. Ele também iniciou algo semelhante ao sistema de câmbio atual, e implantou uma estrutura de comércio tripartite e uma união econômica similar à da atual União Europeia. Com tais ideias, Hermes se esforçou para criar a paz com base em relações econômicas, em vez de tentar dominar a Grécia e o mundo Mediterrâneo militarmente.

Além disso, Hermes fomentou um conceito que seria o precursor das Nações Unidas. Essas ideias originais já existiam há mais de 4 mil anos.

Considerando isso, podemos ver que a base da Verdade está assentada num eixo central muito sólido. E imagino que você sinta que não é possível ignorar a realidade deste mundo terreno ou do mundo dos negócios.

Isso porque há situações no mundo nas quais vemos a inovação se manifestar de maneira mais grandiosa quando as leis que governam a sociedade são aproximadas da Verdade. Nesse sentido, a atitude de simplesmente fechar os olhos à realidade deste mundo não seria suficiente.

4

A autorreflexão do Buda Shakyamuni e a prosperidade de Hermes – O uso de duas rodas

Como venho ensinando desde o início, eu gostaria que você entendesse, antes de mais nada, que estamos avançando usando duas rodas: a da vida de reflexão e contemplação de Buda e a das leis da prosperidade e desenvolvimento de Hermes. Em vez de me concentrar em apenas um aspecto, meu objetivo é estabelecer ambos firmemente e integrá-los.

Por favor, não se esqueça dessa premissa básica. Usar apenas um desses aspectos não seria suficiente para mudar os tempos em que vivemos hoje. Tanto as "Leis de Buda" quanto as "Leis de Hermes" são essenciais. E, além disso, precisamos integrá-las. Com base na integração desses dois conjuntos de leis, emerge um conceito mais elevado, isto é, um conceito com maior significação.

E chegará um tempo em que até as "Leis de Buda" e as "Leis de Hermes" acabarão desaparecendo.

Isso não está muito distante. Estamos no primeiro e segundo anos da Happy Science, e já estou fazendo uma avaliação dos 80 anos de vida de Buda em termos, por exemplo, da prática da autorreflexão. A vida de Hermes também está agora sendo avaliada (no momento em que esta palestra foi proferida, em 1989). O que virá exatamente depois disso? Eu gostaria que você pensasse a respeito dessa questão.

Nós estamos aprendendo com o passado e começamos a integrar seu legado, e agora tentamos também avançar além dele.

Isso significa que podemos enxergar o futuro e a direção que estamos seguindo. O que se abrirá diante de nossos olhos é o futuro da humanidade, a sociedade do futuro. A Happy Science está indicando a forma que o futuro da humanidade irá assumir.

5

O Sonho Japonês começa com o reino da Verdade

Eu gostaria também de fazer uma previsão: a de que esse movimento da Verdade no Japão, iniciado com a nosso organização, irá realizar o Sonho Japonês em um novo sentido.

Nos Estados Unidos havia o Sonho Americano. No século XX, período de auge do Sonho Americano, pessoas de todas as esferas sociais perseguiram seus sonhos no cenário dos Estados Unidos da América.

• Os Verdadeiros Oito Corretos Caminhos •

Essa noção pode ter chegado ao seu limite. O que vem a seguir? Talvez seja um mundo construído com base no Sonho Japonês, que começa com o reino da Verdade. Tendo o reino da Verdade como ponto de partida, o Sonho Japonês acabará permeando o mundo.

O que em certo momento pareceu originar-se como crescimento econômico irá mudar de cor, e afetará o mundo inteiro com o movimento de difusão das ondas da Verdade a partir do Japão.

Os seguidores da Happy Science estão agora na linha de frente desse movimento. A corrente talvez ainda seja pequena[7]. Mas com o tempo, acho que irão ver essa pequena corrente se ampliar e virar um grande rio que desembocará na sociedade do futuro. As pessoas do resto do mundo ainda não estão vendo a magnitude desse movimento, que descrevi em meu livro *As Leis do Sol*, mas chegará a hora em que isso ficará claro na mente de todos.

Somos capazes de ver a sociedade de hoje e a do futuro em relação à Correta Ação. É uma boa oportunidade para avaliar "qual é o propósito do trabalho" por uma nova perspectiva.

---

[7] No ano de 2021, isto é, 32 anos depois dessa palestra, a Happy Science está trabalhando para criar a civilização futura por meio de suas várias atividades em campos como a política, a educação, o cinema e a música. (N. do A.)

6

A Correta Ação contribui para a evolução da alma

Desenvolver as habilidades de liderança por meio do trabalho

Se me perguntarem: "O treinamento, a disciplina e o esforço que uma pessoa faz no seu trabalho têm algum efeito na alma?", minha resposta será "sim", e de maneira considerável. Essa foi a conclusão a que cheguei.

Na observação que fiz dos espíritos elevados do Mundo Espiritual, notei que quanto mais evoluídos os espíritos, mais extensas são as atividades que desempenham no trabalho efetivo que realizam. Na verdade, os espíritos elevados dedicam-se a uma ampla gama de trabalhos.

A razão é que, conforme uma alma evolui por meio de seu treinamento espiritual, o desafio de aprimorar a liderança continua sendo relevante, mesmo na nona dimensão. A missão de se tornar melhor como líder permanece como uma meta do treinamento da alma, mesmo nos reinos espirituais mais elevados. A partir da sexta dimensão, os espíritos estudam o processo de evolução necessário para se tornarem líderes, e seu treinamento da alma em termos de liderança prossegue.

A fim de aumentar sua capacidade de liderança, você precisa ser capaz de realizar o trabalho que estiver supervisionando.

Mesmo espíritos elevados do mundo celestial precisam nascer na Terra de tempos em tempos, para adquirir experiência terrena e desenvolver suas habilidades de liderança. Caso contrário, elas gradualmente se enfraquecem.

Quando permanecem nos elevados reinos espirituais por muito tempo, a compreensão que esses espíritos têm do ambiente e da sociedade terrenos começa a diminuir. A distância entre a noção que possuem do Mundo Espiritual e a noção que têm do mundo terreno aos poucos se amplia. Então, quando os espíritos que experimentaram vidas terrenas retornam ao Mundo Real, os espíritos elevados têm dificuldades para orientá-los.

Como você pode ver, até espíritos das dimensões mais elevadas precisam encarnar, não apenas para missões de salvação, mas também para melhorar suas aptidões de trabalho.

Ao desenvolverem suas habilidades de trabalho, podem realizar um trabalho ainda maior ao voltarem ao Mundo Real. Trabalhar no mundo terreno é de fato uma experiência muito valiosa para a alma.

• Correta Ação •

O trabalho de salvação pode ser medido em termos da capacidade de trabalho

Em meu livro *As Leis do Sol*, mencionei que a Correta Ação pode ser associada ao "amor que nutre", o amor da sexta dimensão. Mas a Correta Ação envolve elementos que também são manifestados nos reinos mais elevados. Não há dúvida quanto à capacidade superior de realizar trabalho de Deus ou Buda, tendo em vista o quanto Ele já realizou.

No momento, estou trabalhando em uma missão para integrar as leis da nona dimensão; El Cantare está provendo orientação por meio da Sua consciência, capaz de integrar as leis da nona dimensão. O trabalho consiste em unificar as opiniões dos dez espíritos que habitam a nona dimensão. El Cantare é a existência que as pessoas na Terra reverenciam como "Pai Celestial". Essa magnífica consciência de fato existe.

O nosso trabalho de salvação na Happy Science, se for observado por uma perspectiva mais ampla, pode ser medido também pelo grau de acerto com que o trabalho está sendo realizado.

• Os Verdadeiros Oito Corretos Caminhos •

7

O trabalho é a base para a construção de uma utopia

Esforce-se para dar o melhor de si no ambiente em que estiver

Venho destacando há algum tempo que se você trabalha em um escritório ou em qualquer outro tipo de atividade, mas não consegue criar uma utopia ou não consegue realizar bem a tarefa que lhe cabe fazer, tampouco conseguirá fazê-lo na Happy Science. A Happy Science não é um paraíso na terra.

Isso porque as pessoas que conseguem oferecer suas habilidades úteis em outros lugares são capazes de realizar mais coisas nas atividades da Happy Science. Espero que todos compreendam bem esse ponto.

Se seu pensamento é: "Nunca fui bem-sucedido em nenhum lugar neste mundo, não encontrei nada que me desse satisfação e nunca cheguei a criar uma utopia, mas certamente vou conseguir tudo isso na Happy Science", saiba que isso não será suficiente.

• Correta Ação •

Como afirmei em meu livro *As Leis do Sucesso*[8], há muita preparação a ser feita para se poder entrar na Cidade dos Bem-sucedidos.

Portanto mesmo que você sinta o valor do movimento de difundir a Verdade, não é suficiente apenas ficar satisfeito por fazer parte dele. Você precisa aumentar sua força por meio de um treinamento básico em outras áreas.

Quanto a esse aspecto, o mesmo vale para as mulheres. Acredito que muitas mulheres estejam empregadas, mas as que são donas de casa e estão cuidando da família precisam reconhecer a perspectiva de que o trabalho doméstico também é uma disciplina da Correta Ação. No mínimo, porque o ponto de partida para criar uma utopia é o desejo de ajudar os outros.

Se você não consegue dar o primeiro passo em direção a uma utopia dentro da própria casa, é difícil imaginar que será capaz de dar o salto maior de ajudar a criar um mundo ideal. Então, eu gostaria que examinasse bem em que pé você se encontra. Avalie sua situação atual, como dona de casa, como uma pessoa no ramo de negócios ou como uma funcionária de escritório.

Com certeza existem fatores ambientais que podem às vezes impedir que você realize todo o seu potencial. No entanto, só quando você dá o melhor de si no lugar em que está neste momento é que poderá alcançar mais coisas em

---

8 *As Leis do Sucesso* (São Paulo: IRH Press do Brasil, 2019).

outros lugares. Essa é a verdade. Se você abandona quaisquer esforços de aprender mais coisas devido à posição ou às circunstâncias em que está agora, e ainda assim espera melhorar seu desempenho para realizar todo o seu potencial em algum outro lugar, saiba que se trata de uma ingenuidade da sua parte. Ilusões frágeis como essa simplesmente vão se desfazer no final. Eu gostaria que você examinasse isso com muita atenção.

Nenhum trabalho que lhe é dado neste mundo é inútil

Eu mesmo precisei assumir várias responsabilidades antes de iniciar esse movimento da Verdade. Mesmo depois de minha Grande Iluminação, passei muito tempo preparando a fundação da Happy Science. Quando iniciei de fato minhas atividades, tive uma percepção muito clara: "Nada do que eu havia feito até chegar àquele ponto fora em vão".

Se eu tivesse queimado etapas nos primeiros estágios de minha vida, isso facilmente teria um forte impacto negativo no meu trabalho atual.

Esse sentimento fica cada vez mais forte a cada ano, a cada mês, a cada dia. E até me arrependo de não ter experimentado um treinamento de alma mais intenso. Tenho uma sensação muito presente de que "ainda tinha muito a aprender como ser humano antes de dirigir minha busca ao mundo dos espíritos ou da divindade e a assuntos desse tipo. Talvez não tenha aprendido o suficiente". Estou convicto de que se pudesse entrar numa máquina do tempo e voltar atrás, aprenderia mais e realizaria as coisas de maneira mais completa.

Em vista disso, nada é inútil. Se você sente que andou perdendo energia e tempo, provavelmente é porque não extraiu o máximo de suas experiências. É porque não teve a intenção de aproveitar tudo o que elas podiam lhe trazer. Nenhuma tarefa que lhe caiba neste mundo é um desperdício. As experiências de trabalho, além de alimento para a alma, são ferramentas positivas para você construir uma utopia. Devemos gravar essa noção profundamente em nós.

8

O trabalho e as tarefas cotidianas

Faça uma lista das suas funções no trabalho numa folha de papel

Antes de iniciar a autorreflexão sobre a Correta Ação, examine qual é o conteúdo do trabalho que você realiza hoje. Você precisa pensar a respeito do que é o trabalho.

Que tipos de trabalho você tem sido solicitado a fazer? Considere como trabalho qualquer papel que você precise desempenhar. Ao pensar nas diferentes tarefas ou funções que você cumpre, provavelmente será capaz de fazer uma lista delas numa folha de papel.

Algumas pessoas podem desempenhar mais papéis no trabalho do que podem listar em uma folha, mas a maioria consegue anotar suas funções numa única página de caderno. Em relação a algumas dessas funções, você terá de considerar o que e como está cumprindo cada uma em relação aos outros. Por exemplo, se for presidente de uma companhia, então suas funções irão se encaixar em várias categorias. Talvez desempenhe também outros papéis além de líder de negócios. Em casa, pode ser pai. As responsabilidades da paternidade também envolvem várias tarefas. Além disso, talvez participe de outras áreas e tenha papéis a cumprir nelas. Somos todos participantes de algum tipo de comunidade, de um jeito ou de outro.

Para cada papel que desempenhar, considere se é "trabalho" ou "tarefa"

Eu gostaria que você identificasse cada um desses papéis e pensasse: "Estou cumprindo bem esse meu papel?".

A partir desse ponto, você pode dividir sua lista em duas partes, classificando as atividades que realiza como "trabalho", isto é, aquilo que leva a alcançar um nível mais alto, ou como "tarefa", para as coisas que precisam ser feitas rotineiramente.

Considere como tarefas as atividades que envolvem processos que você é solicitado a cumprir. São aquelas ações indispensáveis para viver como ser humano, coisas que você precisa fazer sempre para levar a vida adiante. É o que podemos chamar de "tarefas cotidianas".

Se pensarmos no trabalho como algo de hierarquia mais elevada que as tarefas cotidianas, veremos que engloba a ideia de produtividade. Isto é, o quanto de valor agregado você cria por meio de suas ações.

Se pensar dessa maneira, verá dois aspectos em cada papel que desempenha. Para uma dona de casa, as atividades de preparar café da manhã, almoço e jantar podem ser divididas, em termos gerais, em duas categorias: as inevitáveis podem ser vistas como tarefas, e as intencionais como trabalho. Essa é a minha maneira de perceber a diferença entre trabalho e tarefa.

9

A maternidade como trabalho

Como agregar o valor mental para diferenciar "trabalho" de "tarefa"

Vamos pegar, por exemplo, a atividade de cozinhar. Você pode desempenhá-la com "dedicação total". Se cozinhar com a clara intenção de cuidar da saúde dos filhos e do marido, tendo cuidado para oferecer uma nutrição balanceada que favoreça as condições físicas deles e o tipo de atividade que realizam, isso transforma seu esforço de cozinhar em "trabalho". Porém, se você simplesmente junta os ingredientes disponíveis, sem nenhuma intenção em mente, isso cai na categoria de "tarefa".

Quanto ao valor mental que você aplica, o resultado pode ser dividido em duas categorias, que vistas de fora parecem similares, mas não são.

Se você é mãe, educar os filhos pode ser considerado uma vocação sua. Mas, se você acredita que cumpre seu papel de mãe apenas repreendendo ou dizendo aos seus filhos o que devem fazer, ou seja, com ações que servem mais para você dar vazão às próprias frustrações, reclamações e queixas, então esse papel não pode ser considerado produtivo. Portanto deve ser visto apenas como "tarefa" e não como "trabalho".

Em seu papel de mãe, você naturalmente tentará controlar e corrigir o mau comportamento dos filhos, mas se isso não trouxer nenhum resultado positivo, então deve ser visto como "tarefa". Por outro lado, quando as repreensões são feitas considerando que seus filhos um dia serão adultos e precisarão dar uma contribuição à sociedade, então isso poderá ser chamado de "trabalho".

Hoje em dia, muitos dos problemas sociais têm origem na vida doméstica, e o papel de mãe costuma ser subestimado. Alguns funcionários de escritório mais jovens são capazes de fazer um bom trabalho, mas outros não, e a raiz do problema pode ser encontrada muitas vezes na vida que tiveram em casa.

Quem não recebeu uma educação básica adequada em casa trará essa insuficiência para o local de trabalho, originando todo tipo de problemas.

O que acontece, então, quando o treinamento que deveria ter sido realizado em casa tem de ser feito no local de trabalho? A consequência é que a pessoa já começa em desvantagem. É assim que muitos problemas surgem.

Um dos propósitos básicos de criar filhos é dar-lhes a capacidade de entrar no mercado de trabalho sem quaisquer deficiências ou desvantagens. Eles devem ser treinados em casa em relação aos aspectos básicos do relacionamento pessoal e a viver como bons seres humanos.

Se não receberem essa educação fundamental em casa, terão de passar por várias experiências de tentativa e erro na vida profissional. Receberão mais broncas dos chefes que os demais ou irão causar desarmonia no trabalho. A razão é que uma parte importante de sua educação em casa não foi concluída. Se você procurar a origem desses problemas, talvez descubra que a mãe não conduziu as coisas de modo adequado.

Crie um bom ambiente em casa usando a engenhosidade

Atualmente, a maioria dos locais de trabalho faz avaliações de desempenho. Os funcionários recebem notas, e é a partir delas que são definidos salários e bonificações.

E se aplicássemos uma avaliação desse tipo às atividades de dona de casa e mãe? Certamente haveria diferenças nas aptidões demonstradas pelas mães. É errado pensar que essas avaliações por nota só são adequadas a locais de trabalho e não podem ser úteis para as atividades de dona de casa e mãe. Porque, definitivamente, essas diferenças existem.

A maternidade poderia ser medida segundo as habilidades demonstradas pelas mães. Teríamos, então, avaliações como "acima da média", "excepcional" ou "abaixo da média". Além disso, o que ocorre com os filhos criados por uma mãe avaliada como "abaixo da média"? Eles já ficam para trás quando iniciam sua vida profissional. No longo prazo, a avaliação mais baixa recebida por esses filhos no trabalho irá se refletir em seus níveis futuros de felicidade.

Além de se fazer essa avaliação da maternidade, uma dona de casa poderia ser avaliada também por sua capacidade de gerenciar a casa. A atividade de uma dona de casa nunca pode ser vista como de valor inferior em relação à de alguém que trabalhe, por exemplo, como caixa de supermercado. Ao contrário, ser dona de casa é uma das atividades mais fundamentais, pois a função de criar um ambiente acolhedor e positivo em casa exige muita engenhosidade.

Talvez você pense que o aspecto que melhor define o valor de um trabalho é o pagamento em dinheiro. No entanto, mesmo que a atividade lhe permita ganhar dinheiro, ela pode ser apenas uma "tarefa".

Mesmo que não seja remunerada, uma atividade pode constituir um trabalho produtivo. Cuidar da vida doméstica pode se tornar um "trabalho", em vez de uma mera rotina de "tarefas". Portanto abrir mão dessa responsabilidade não leva a mulher necessariamente a realizar todo o seu potencial no reino da Verdade.

• Os Verdadeiros Oito Corretos Caminhos •

O esforço para colocar a alma em cada atividade

Como vemos, as questões relacionadas ao trabalho são muito abrangentes. Existe uma grande variedade de atividades, e cada uma exige aptidões de trabalho bem diferentes.

No entanto, o que posso dizer é que para "praticar a Correta Ação" você precisa exercitar todo o seu potencial em cada uma de suas atividades.

Para poder aplicar todo o seu potencial, é preciso que veja o sentido de sua vida na Terra também no trabalho que realiza. Terá de ser capaz de expressar em suas atividades o sentido de sua vinda a este mundo.

Em outras palavras, você precisa se esforçar para colocar sua alma no trabalho. Será lamentável se, ao contrário, você apenas gastar seu tempo no trabalho sem um objetivo em vista. É muito decepcionante viver com esse tipo de atitude, e discutiremos isso mais a fundo ao tratarmos da Correta Vida, que é o próximo item dos Oito Corretos Caminhos. Um dos elementos mais importantes na prática da Correta Ação é ser capaz de exercitar seu pleno potencial.

• Correta Ação •

10

O pensamento vencedor no local de trabalho

Aprenda lições com seus desapontamentos e redobre os esforços quando tiver sucesso

Outro ponto importante a considerar é não esquecer nunca de adotar em seu local de trabalho a atitude de procurar aprender sempre.

Há muitas coisas no trabalho que não ocorrem do jeito que você gostaria. Talvez você relute em aceitar esse fato. Às vezes, você pensa que está fazendo o melhor trabalho possível, mas não obtém o reconhecimento que acredita merecer, ou então surge algo inesperado no caminho que atrapalha seus planos.

No entanto, penso que isso sempre cria uma oportunidade para reavaliar sua situação. Quando experimentar um contratempo, deparar com obstáculos ou tiver decepções, faça a si mesmo a pergunta: "O que posso aprender com isso?". Sempre há alguma coisa a aprender. Esse ponto de vista nunca deve ser negligenciado.

Se você adotar essa atitude mental, de considerar que "nada neste mundo é inútil", mesmo quando as coisas não correm bem, concluirá que "sempre há uma lição a aprender". Se olhar as coisas por esse ponto de vista, verá que ele faz todo o sentido. E a lição que você aprender com certeza será útil na próxima oportunidade. Não se esqueça disso.

Outro elemento a considerar em relação à Correta Ação é a atitude que você deve adotar quando estiver sendo bem-sucedido ou fazendo progressos no trabalho.

Já comentei diversas vezes que é mais difícil lidar com os períodos de sucesso do que com os que trazem decepções ou frustrações. Insisto nesse ponto, porque faz parte da natureza humana querer se contentar consigo e com os pequenos sucessos obtidos, e isso leva a uma atitude complacente.

É importante reafirmar sua posição quando perceber que está em ascensão. E também lembrar que quanto mais as pessoas o elogiam, mais humilde você precisa ser. Ao constatar que alcançou algum sucesso, lembre-se de que se trata apenas do início do estágio seguinte, e é nessa hora que deverá se esforçar mais para dar impulso a um novo começo.

Esse tipo de atitude é o que chamo de "pensamento vencedor". Ele se apoia em dois pilares, que são: "Em épocas de decepção e frustração, você sempre aprende uma lição"; e seu complemento: "Quando você for bem-sucedido, trabalhe com empenho ainda maior". Com essas atitudes, você nunca fracassará na vida.

Se sua constatação for: "Tenho tido muito sucesso com as bênçãos de Deus e com o poder de meus espíritos guardião e guia", então deverá pensar também: "Vou me esforçar ainda mais para ficar à altura das expectativas que eles têm a meu respeito". Em contrapartida, se você pensar:

• Correta Ação •

"Consegui alcançar sucesso por meu próprio esforço, sem a ajuda de ninguém", e continuar mantendo essa crença, seu crescimento espiritual ficará estagnado nesse ponto.

Quanto mais oportunidades lhe são oferecidas, mais você deve almejar o próximo passo

Quanto mais oportunidades lhe forem oferecidas, mais você deve trabalhar para alcançar o estágio seguinte. É exatamente nessa hora que você precisa manter-se motivado e continuar se esforçando; caso contrário, seu sucesso será apenas temporário e terá resultados medianos. Pense sempre em dar o próximo passo. Em uma situação favorável, reflita: "Que bom, mas preciso dar algo em retribuição. Em resposta a esse benefício, vou dar mais um passo e alcançar algo ainda maior. Vou fazer mais coisas para ajudar as pessoas". No entanto, se você já fica satisfeito com o que alcançou, isso põe um fim no seu progresso.

Por exemplo, se você examinar tudo o que aconteceu no ano passado no seu trabalho, provavelmente encontrará alguns eventos negativos que o deixaram infeliz e frustrado. O que você pensou nessas horas? Aprendeu alguma lição que o deixou mais bem preparado para o próximo desafio?

Ou, por outro lado: O que você fez quando foi bem-sucedido? Nessa hora, seria bom se tivesse pensado: "Não vou ficar satisfeito apenas com isso. Não alcancei essa realização sozinho. Consegui chegar aqui graças à luz que muitas pessoas me proporcionaram para me indicar o caminho, e ao poder daqueles que me apoiaram. Portanto preciso retribuir essa boa vontade que demonstraram comigo". Essa é a atitude correta, em vez de seguir sem maiores questionamentos, imaginando que você foi totalmente merecedor da posição que lhe foi concedida.

11

A atitude de ser grato pelas suas circunstâncias

Não cometa o erro de atribuir seu sucesso apenas aos seus esforços; em vez disso, seja grato a todos que estão à sua volta

Às vezes, abrigamos falsas ideias. Uma delas é que, apesar de não termos brilho próprio e de sermos apenas o reflexo da luz dos outros, assim como a Lua reflete os raios do Sol, muitas vezes achamos que nós é que somos o próprio "Sol".

Provavelmente isso acontece com todos as pessoas, sem exceção. Embora possam brilhar como a Lua, refletindo luz, em certas horas acabam achando que brilham como se fossem o Sol, isto é, exclusivamente por mérito próprio. Esse é um momento muito perigoso.

Creio que as pessoas que trabalham em grandes corporações são particularmente vulneráveis a esse tipo de risco. É muito fácil achar que "tudo isso é fruto da minha capacidade". Quando os projetos avançam e as tratativas dos negócios evoluem com facilidade, é tentador atribuir o sucesso à sua capacidade e competência, mas em geral o que faz o negócio andar é o nome da companhia. Esse é o caso também daqueles que trabalham em órgãos do governo. Você só é capaz de fazer seu trabalho com bom desempenho porque tem o apoio de sua organização. Se refletir melhor sobre o que aconteceria se esse apoio fosse retirado, concluirá que você se sentiria totalmente desamparado.

Concluirá que não se tratava de algo possível de alcançar apenas por meio de seus méritos pessoais. O nome da organização e a sua rede devem ter dado força à sua posição, e é preciso reconhecer isso. Se você pensar erroneamente que o sucesso é fruto apenas do seu talento ou da sua capacidade, começará a enfrentar problemas.

Há vários casos de funcionários públicos de alto escalão que conseguem ótimos empregos em companhias do setor privado ao se aposentarem de seus cargos no governo. Com esse "passe privilegiado", ex-administradores do setor público podem ter sucesso em sua segunda carreira. Essas pessoas às vezes têm aptidões relevantes para desempenhar seus novos cargos, mas o oposto também é muito comum.

Testemunhei vários desses casos no Japão. Pessoas que alcançam certo nível em órgãos do governo e depois passam para o setor privado usando seus "passes privilegiados" nem sempre são bem-sucedidas. Um bom número delas aproveita sua posição simplesmente para contar com um bom salário.

Na verdade, essas pessoas estão apenas sendo usadas pela organização para preencher lacunas, e confundem o poder da organização com a própria capacidade. No fundo, não são realmente capazes; digamos que é seu antigo cargo no governo que faz o trabalho por elas.

O mesmo pode ser dito de alguns gestores ou executivos do setor privado. Eles talvez pensem: "Essa companhia não sobreviveria sem mim", mas a companhia provavelmente sobreviveria muito bem sem eles. Mesmo quando pensam: "Sem mim, essa divisão nunca andaria tão bem", vemos que aquele que o substitui também obtém bons resultados. Em suma, esse tipo de pensamento com frequência se baseia em uma falta de compreensão.

Em vários casos, cerca de 80% do sucesso se deve ao próprio poder das organizações, ao poder das corporações ou ao poder coletivo dos seus membros. Apenas os 20% restantes são variáveis, isto é, constituem a parte influenciada pelas personalidades individuais, como um tempero acrescentado a um prato de comida. É comum confundir esses fatores, então pense com cuidado. Mesmo que no presente momento você esteja tendo sucesso, é importante não o atribuir apenas às suas capacidades e ao seu esforço. Em vez disso, analise bem os fatores que contribuíram para essa sua realização, e seja grato às pessoas que lhe deram apoio.

• CORRETA AÇÃO •

Como mencionei em meu livro *As Leis do Sucesso*, ninguém alcança bons resultados sem o favor de outras pessoas. Considere sempre que a possibilidade de sucesso individual é praticamente zero, e que isso é reflexo da maneira pela qual a sociedade humana está estruturada.

Talvez fosse possível existir um mundo como o de Robinson Crusoé, no qual você pudesse viver e trabalhar sozinho, mas mesmo nesse caso vemos que a vida desse personagem só melhorou depois que conheceu Sexta-Feira, seu criado. O desenvolvimento dificilmente acontece quando estamos sozinhos.

Não critique seu chefe ou aqueles que ocupam cargos que possam influenciar em sua promoção

Há outro mal-entendido que também vemos com frequência em pessoas dotadas de natureza religiosa. Muitas delas costumam "opor-se aos poderosos".

Algumas pessoas que se dedicam a estudar a verdade religiosa tendem a desprezar o poder mundano ou aqueles que são bem-sucedidos. Além disso, costumam pensar: "Eu não pertenço ao mundo deles, sou de outro lugar". Então, passam a criticar seu chefe ou outra pessoa que ocupe um cargo que poderia facilitar sua promoção. Devo ressaltar que tais pessoas não conhecem os princípios do sucesso. Se você sempre toma o lado dos trabalhadores que ocupam as hierarquias mais baixas e se coloca contra a autoridade, nunca irá avançar. Isso tem a ver com certas dinâmicas. O tipo de pessoa que acaba sendo bem-sucedida é aquela que tem o apoio de seus superiores e é amada por seus subordinados.

Na hora em que você muda de emprego é que pode perceber se era apreciado ou não pelas pessoas com as quais trabalhou. É muito triste descobrir que ninguém está se incomodando com a sua saída, ou ver que ninguém diz que irá sentir sua falta. É possível que você se veja alguma vez nesse tipo de situação.

Assim, quando começar a ser bem-sucedido, examine com atenção suas circunstâncias. Faça a si mesmo perguntas como: "Será que essa minha realização não se deve à ajuda dos outros? Estou levando em conta que preciso ser grato a eles? Retribuí de alguma maneira os favores que recebi? Será que esse sentimento de gratidão pode produzir um novo passo em direção ao meu autoaprimoramento e aos esforços de autoajuda?". Lembre-se sempre da alegoria do Sol e da Lua.

O que você acaba de ler constitui uma explicação moderna da Correta Ação. No budismo fundamental ensinado pelo Buda Shakyamuni, a Correta Ação é pensada como "correta conduta", que é a raiz do "carma" trazido pela pessoa na hora de reencarnar. Em outras palavras, a autorreflexão sobre a Correta Ação coloca foco em ações que possam ter violado os preceitos religiosos, as leis, a moral da sociedade ou que constituam atos criminosos (ver *As Leis do Sol*, Capítulo 2, Seção 10).

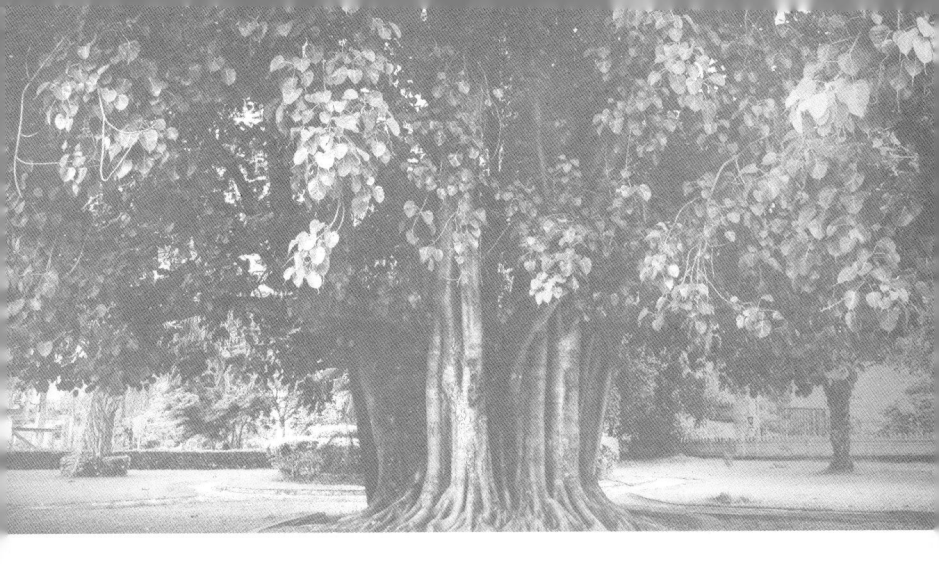

Capítulo 6

Correta Vida

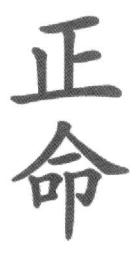

正
命

Palestra ministrada em 14 de janeiro de 1989,
na Sala de Treinamento da Happy Science, Tóquio

1

O sentido moderno da Correta Vida

A Correta Vida é sobre o uso mais eficaz do seu tempo e do seu estilo de vida

Quero falar agora sobre viver corretamente. A distinção entre a Correta Ação e a Correta Vida pode ser explicada como a diferença entre como você trabalha e como conduz sua vida cotidiana, mas a Correta Vida também tem outras implicações. Para colocar a questão em termos atuais, podemos pensar na Correta Vida como a maneira de fazer o melhor uso de seu tempo. Há vários livros no mercado sobre formas de aproveitar bem seu tempo, e tenho certeza de que você já deve ter lido algum desse tipo.

A Correta Vida pode também ser expressa por meio da expressão "estilo de vida". As perguntas a serem feitas são: "Que tipo de estilo de vida você considera correto?", "Qual forma de empregar o tempo você acha correta?". Estas questões são relevantes ainda hoje.

Suponha que na sociedade atual você é funcionário de um escritório e alguém lhe pergunta: "Que estilo de vida você acha ideal?". Você então entenderá a diferença entre Correta Ação e Correta Vida. Está relacionada com a maneira de você dispor de seu tempo depois do trabalho. Isto é, trata-se de dizer como você vive depois do expediente de trabalho, segundo a perspectiva da Correta Vida. O que você tem feito do tempo de que dispõe fora das restrições das horas de trabalho? Quais os resultados dessas atividades? O que acha que irá acontecer no futuro? Eu gostaria que fizesse a si mesmo essas perguntas.

Todos os seres humanos estão igualmente sujeitos ao tempo, mas se diferenciam pela maneira como dispõem dele

Há uma parábola que compara o tempo a moedas de ouro:

Toda manhã, as pessoas acordam com vinte e quatro moedas de ouro no bolso. Se você olhar ao redor, verá muita gente por aí, pegando as moedas do bolso e jogando fora em uma vala. Elas não percebem o quanto seu comportamento é ridículo, pois, afinal, o tempo vale muito mais do que moedas de ouro. Claro que as pessoas consideram loucura jogar fora moedas de ouro, mas não se importam nem um pouco em jogar tempo fora.

É realmente triste. É essa a alegoria. Como escrevi em meu livro *As Leis Douradas*[9], é muito importante levar

---

[9] *As Leis Douradas*, 2ª ed. (São Paulo: Editora Best Seller, 2008).

em conta a igualdade de tempo compartilhada por todos nós, isto é, as 24 horas do dia.

Se pensarmos em que aspectos as pessoas podem ser consideradas todas iguais, não há nada mais óbvio que a igualdade do tempo colocado à disposição de todas. Não importa que tipo de pessoa você é, só receberá 24 horas por dia. Pode usar essas 24 horas para se tornar uma grande figura, ou usá-las para acabar se tornando um estorvo à sociedade.

Sabe-se que na próxima vida existe um céu e um inferno, que são destinos distintos, e que você irá para um ou outro dependendo de como tiver passado seu tempo de vida. A questão a considerar é: para qual finalidade você gastou seu tempo pessoal?

2

Aumente o valor da Verdade por unidade de tempo

Reflita sobre o modo como você usa seu tempo diariamente e que contribuição está dando para construir uma utopia

A gestão do tempo é um fator essencial no que diz respeito à Verdade Búdica na vida moderna, e não devemos deixar de considerar esse fator. Além disso, precisamos examinar a gestão não só do "tempo relativo", aquele medido pelo relógio, mas também do "tempo absoluto". A questão central é melhorar a eficiência de cada hora que você vive.

Essa eficiência de tempo da qual estou falando é mais do que a eficiência do trabalho, como aquela em que medimos o tempo gasto para carregar produtos para entrega. É aumentar o valor utópico ou o valor da Verdade que podemos alcançar em uma hora. Se você calcula a "contribuição à utopia" ou a "contribuição à Verdade" de uma pessoa usando como unidade de tempo o período de 24 horas, chegará a uma espécie de média. É absolutamente necessário aumentar essa média, e é esse o segredo para transformar sua vida em ouro.

Essa perspectiva é muito importante para a autorreflexão. Refletir sobre "a maneira como você vive e gasta um dia da sua vida" pode parecer algo um pouco vago e difícil de praticar, mas se você traduzir essa ideia em termos de tempo, conseguirá entender com maior clareza. Recomendo que pratique a autorreflexão em termos de tempo – por exemplo, ao examinar a questão "de que maneira gasto meu tempo?".

Reflita sobre a forma como tem usado seu tempo desde quando acorda de manhã até a hora em que se deita à noite. Em seguida, meça se tem melhorado sua eficiência na maneira de gastar seu tempo. Não estou me referindo à eficiência em termos de trabalho. Você precisa refletir sobre a sua eficiência no uso do tempo pela perspectiva da Verdade ou da construção da utopia, e então tem de evitar gastar muito tempo em atividades que não estejam relacionadas a esses valores.

O valor da Verdade ao fazer um trabalho de modo adequado, sem erros

Em tarefas administrativas, realizar um trabalho bem feito tem também seu próprio valor da Verdade. Mesmo quando o trabalho afeta apenas um grupo restrito, ele pode ser útil a outras pessoas.

Como você pode ver, não me refiro apenas ao movimento de difundir a Verdade. Se você realiza um bom trabalho como funcionário comum de escritório, está também produzindo valores positivos da Verdade.

Por outro lado, se comete erros no trabalho ou causa problemas aos colegas ou aos clientes, esses fatores de perturbação são considerados negativos em termos de seu valor da Verdade.

Assim, é importante avaliar o que você tem conseguido fazer no trabalho tendo como referência uma unidade de tempo. Este é um típico método de autorreflexão do ponto de vista da Correta Vida.

Existem similaridades entre a Correta Ação e a Correta Vida. Pode-se avaliar a Correta Vida examinando como a pessoa gasta seu tempo durante o dia. Já a Correta Ação pode ser avaliada em termos do estilo de trabalho num sentido mais amplo, isto é, de que modo a pessoa vive, ou em termos do valor que é possível atribuir às suas ações.

3

Um estilo de vida que investe no futuro

Use seu tempo livre para investir em seu futuro

Outro tema de discussão é o próprio estilo de vida.

Que estilo de vida você acha que seria ideal para você nesse momento? Eu gostaria que você fizesse a si mesmo essa pergunta.

Em seguida, gostaria que ampliasse a perspectiva de tempo, estendendo-a do presente até o médio prazo e o longo prazo, e então voltasse a se perguntar: "Qual seria meu estilo de vida ideal? Que tipo de vida me deixaria satisfeito?". A decisão de como viver sua vida numa faixa de tempo de cinco, dez anos, ou ainda mais ampla pode ser útil ao fazer a reflexão sobre a Correta Vida.

Um ponto particularmente importante na discussão do estilo de vida é como você usa seu tempo livre. Ou seja, como você gasta seu tempo em coisas que não sejam o trabalho ou as tarefas indispensáveis. O dia de 24 horas engloba o tempo gasto nas tarefas básicas da vida, assim como as horas dedicadas ao trabalho. Depois de excluir essas horas do seu cálculo, pense em como usar o tempo restante para projetar seu futuro. Isso constituirá seu projeto de vida. Trata-se de traçar um plano para a sua vida e colocá-lo em prática. Acredito que todas as pessoas devem ter pelo menos alguns ideais em relação ao seu estilo de vida. Não se deve viver a vida sem ter objetivos.

Defina seu estilo de vida, seu padrão de vida, e certifique-se de incluir um tempo para planejar como irá investir em seu futuro. Acho importante incluir atividades que possam lhe trazer benefícios mais tarde. Acrescente elementos em seu plano de vida que o ajudem a viver como uma pessoa útil, como alguém excelente, prestativo e que seja apreciado pelos outros, não importa em que ambiente esteja ou o tipo de relacionamento que estabeleça.

Considero isso muito importante.

Você pode gostar de ler, de ouvir música, de fazer exercícios ou de frequentar cursos para aprimorar sua cultura. Há várias maneiras de dispor de seu tempo, mas precisa pensar em suas atividades também do ponto de vista de um investimento no futuro.

Encontre um modo de vida que ajude a criar raízes firmes e a desenvolver um tronco forte

Pegando a mim mesmo como exemplo, alguns dos livros que estou lendo agora não terão utilidade imediata, mas serão importantes daqui a alguns anos. Por isso venho aumentando meu estoque de informações para os próximos anos. Com isso, preparo-me para o futuro, o tempo todo.

Neste livro, por exemplo, dou ensinamentos sobre o método de autorreflexão, algo que não está necessariamente conectado ao que tenho lido ultimamente. Mas esse não é o único assunto sobre o qual tenho meditado; estou trabalhando também em vários outros temas. Tento vislumbrar o futuro três, cinco, dez, vinte e até trinta anos à frente, e vou acumulando material que possa me servir daqui em diante. Desse modo, consigo criar raízes, explorar vários assuntos. Pode-se dizer que ao plantar essas raízes com firmeza, torno-me capaz de suportar melhor os tempos difíceis. Tratei desse assunto em meu livro *A Mente Inabalável*[10].

Na Correta Vida, a ideia de plantar raízes firmes é muito importante. Na prática da Correta Ação voltada para o trabalho, você deve se concentrar em fazer o melhor possível, não importa a função que lhe é designada. Já a Correta Vida envolve desenvolver um tronco mais forte para a sua vida e criar mais raízes. Essa prática lhe dará

---
10 *A Mente Inabalável* (São Paulo: IRH Press do Brasil, 2011).

maior desembaraço e mais recursos. Ajudará você a aprender e compreender ideias de pessoas diferentes, e ao mesmo tempo lhe permitirá encarar as coisas a partir de uma ampla gama de pontos de vista.

Portanto eu gostaria que ao praticar a Correta Vida você pensasse na ideia de construir, se possível, uma margem adicional. Minha sugestão é que desenvolva uma estratégia de investimento que lhe permita cultivar sua mente e aumentar sua força física, de modo que mesmo que sua posição atual mude, você tenha um estoque de recursos no sentido de se tornar uma pessoa culta e poder ajudar os outros de diversas maneiras. Essa é uma maneira moderna de viver.

Aqueles que não levarem em conta essa perspectiva não demorarão a se tornar como a cigarra da fábula "A Cigarra e a Formiga".

Tenho certeza de que você conhece a história:

> *Nos meses de verão, a formiga trabalhava o dia inteiro estocando comida, mas a cigarra passava o tempo todo cantando, achando que aquela abundância de comida iria durar para sempre. Quando chegou o inverno, a comida acabou, e a cigarra suplicou à formiga que compartilhasse a comida dela. Mas a formiga replicou: "O que você fez o verão inteiro?".*

É essa a história, e é um tipo de situação que pode também ocorrer no mundo humano.

• Os Verdadeiros Oito Corretos Caminhos •

Procure um modo de vida no qual possa criar raízes firmes e desenvolver um tronco forte. A Correta Vida sugere que você faça uma autorreflexão proativa, pois isso o ajudará a levar uma vida positiva. Recomendo que todas as pessoas pratiquem esse tipo de autorreflexão positiva.

O que acabei de expor é uma explanação da Correta Vida por uma perspectiva atual. Nos termos do budismo tradicional, a Correta Vida significa viver e ao mesmo tempo ir harmonizando a própria ação, a fala e os pensamentos; refletir se cometeu algum pecado com seu corpo, se as palavras que saíram de sua boca foram apropriadas e se não houve maldade em seus pensamentos ao longo do dia. Significa refletir para avaliar se houve o desejado equilíbrio. Também é importante refletir se você conseguiu manter distância de bebida, cigarros, jogo, abuso de drogas e comportamentos sexuais inadequados. (ver *As Leis do Sol*, Capítulo 2, Seção 10.)

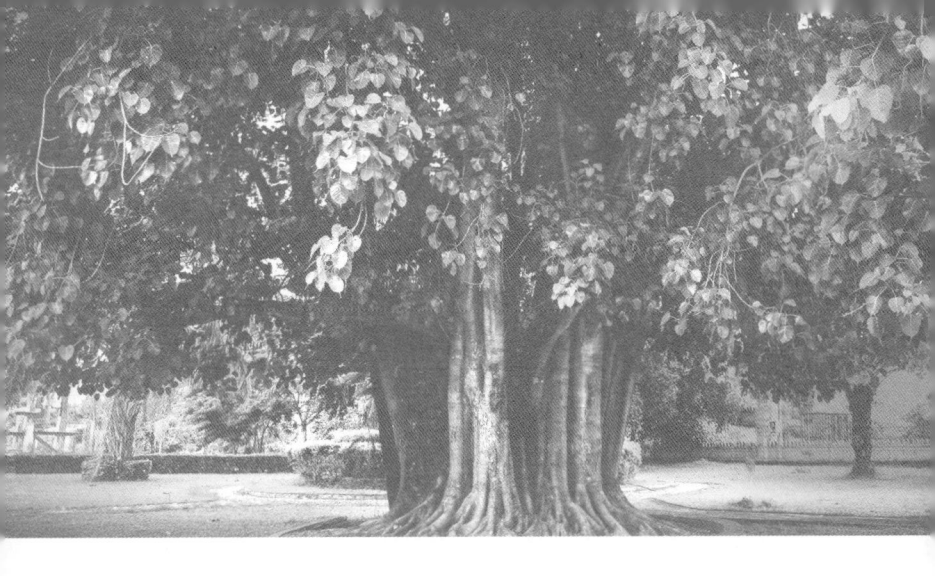

Capítulo 7

Correta Dedicação

正精進

Palestra ministrada em 21 de janeiro de 1989,
na Sala de Treinamento da Happy Science, Tóquio

• CORRETA DEDICAÇÃO •

1

Os esforços para seguir a mente de Deus ou Buda

Manter a iluminação é o mais difícil

A Correta Dedicação significa esforçar-se no caminho correto. O budismo dá grande ênfase a esse esforço de se manter no caminho da Verdade.

No Capítulo 3 deste livro, sobre o Correto Pensamento, mencionei a atitude de autoajuda. Talvez você ache que essas coisas se sobrepõem, mas o esforço de autoajuda em conexão com o Correto Pensamento lida com aspectos gerais, enquanto a prática da Correta Dedicação é mais específica e individualizada. A questão central é: "Quais são as atitudes essenciais daqueles que estão de fato buscando a iluminação?".

Eu gostaria que você considerasse a Correta Dedicação como o esforço da pessoa para se concentrar no caminho que leva à iluminação. Não é a mesma coisa que se esforçar nas tratativas de negócios. É a respeito de manter o progresso na direção de Deus ou Buda. Se você decidir praticar a Correta Dedicação no seu trabalho, é importante que se certifique de estar orientando sua energia para a construção da utopia e para a realização da vontade de Deus ou Buda. Isso é um pré-requisito para a Correta Dedicação.

Agora vou tratar dos vários critérios que regem os esforços em direção ao caminho correto.

De que modo você pode julgar se está ou não se esforçando para trilhar o caminho correto? Como tomar decisões? Peço agora que repense sobre o que significa a disciplina espiritual.

No último capítulo de meu livro *A Essência de Buda*, escrevi a respeito da "Filosofia da Perfeição Humana". Minha intenção ali era expor o quanto pode ser difícil o caminho para a iluminação.

A possibilidade de iluminação está aberta a todos. Também é possível alcançar momentaneamente certo nível, mas o mais difícil é manter a iluminação. Você precisa ter em mente que o ponto essencial da iluminação é como mantê-la. É quase desnecessário repetir que o processo de alcançá-la é difícil, mas você precisa saber que a maior dificuldade é manter a iluminação.

É preciso compreender que não importa quantas pessoas se tornem temporariamente iluminadas, durante um dia ou dois, pois isso não fará o mundo ficar melhor de uma hora para outra. Apenas quando a iluminação é mantida por dez ou vinte anos é que se torna parte integral da pessoa.

Portanto eu gostaria que você entendesse que não há caminho fácil para alcançar a iluminação.

• Correta Dedicação •

O estudo da Verdade Búdica e os resultados obtidos permitem entrar no caminho da busca, mas não garantem a iluminação

Dei a seguinte orientação aos seguidores da Happy Science que foram aprovados no exame avançado – em nosso seminário de qualificação – e receberam um certificado:

"Vocês ganharam certificados, atingiram certo grau de compreensão da Verdade Búdica e demonstraram que seu estado mental alcançou bom nível. No entanto, isso significa apenas que estão às portas da iluminação, mas não que se iluminaram. Se interpretarem mal esse ponto, poderão decair em um instante, ou no prazo de um dia. Por favor, não se enganem a esse respeito. Obter um certificado não garante que irão renascer como anjos no céu. Significa apenas que estão às portas da iluminação, nada mais."

O estudo da Verdade Búdica e os resultados obtidos permitem entrar no caminho da busca, mas não garantem a iluminação.

Você não pode afirmar que se iluminou. Apenas quando tiver acumulado confiança, mantido um estado mental inabalável durante dez, vinte anos, ou por mais tempo ainda, até o final de sua vida na Terra, isto é, depois de ter consciência de que é capaz de suportar qualquer tipo de ambiente e de alcançar resultados tangíveis é que poderá dizer que é "iluminado". Estar às portas da iluminação é algo bem diferente.

• Os Verdadeiros Oito Corretos Caminhos •

É impossível você alcançar a realização em um ano ou dois. Faz pouco mais de dois anos que a Happy Science foi fundada (à época dessa palestra). Tenha certeza de que ninguém se ilumina em um período de tempo tão curto. Alguns de nossos seguidores podem ter estado às portas da iluminação, enquanto outros ainda seguem pela trilha que leva até ela. Mas ninguém se iluminou ainda.

Não importa se você tirou uma boa nota na prova, isso significa apenas que está próximo da porta de entrada. É como se ganhasse um ingresso para entrar no caminho, mas terá de fazer um esforço continuado para poder chegar à iluminação.

Mesmo que alcance certo estado mental, se estiver inseguro e vacilar quando o ambiente à sua volta mudar, isso deixará evidente sua limitação. Talvez agora você seja capaz de estudar melhor, com um bom estado mental, sentindo-se mais confortável e livre de preocupações, mas enquanto mantém esse estado, pode emergir um ambiente totalmente diferente à sua volta. Se não conseguir superar as condições adversas, essa iluminação será facilmente perturbada.

2

A dificuldade em manter a iluminação

Os jovens são facilmente perturbados enquanto tentam manter sua iluminação

Eu gostaria de destacar que é particularmente importante para os jovens realizar esse esforço para manter a iluminação.

A idade não tem nada a ver com a iluminação. A partir de minhas observações sobre o destino espiritual de pessoas que morreram quando tinham 20, 30, 40, 50 ou 60 anos, posso dizer que seu estado mental não tem nada a ver com sua idade.

Algumas pessoas alcançam um estado mental elevado ainda jovens, e outras conseguem isso após a meia-idade. Na realidade, em muitos casos a mente das pessoas, a partir da meia-idade, fica mais nebulosa, e isso causa um declínio da espiritualidade. Mas, em geral, pode-se dizer que a idade é irrelevante para se alcançar a iluminação.

Mesmo assim, a idade é um fator de preocupação quando se trata de manter a iluminação.

Na verdade, os jovens podem chegar mais cedo às portas da iluminação, pois ainda não corromperam tanto sua mente. Como ainda não precisaram enfrentar muitos desafios, têm a mente menos nebulosa e mais facilidade para se aproximar da iluminação.

Não enfrentaram os grandes desafios da vida e não sofreram muitos danos. Mas aqueles que foram criados em ambientes muito protegidos podem facilmente desistir quando encaram situações difíceis. Digamos que são mais frágeis na questão de manter a iluminação. Eu gostaria que você entendesse que os mais jovens podem ter esse tipo de fragilidade.

Considere, por exemplo, que se algumas pessoas, aos vinte e poucos anos, alcançam uma iluminação correspondente a 100 pontos, esses 100 pontos irão provavelmente diminuir à medida que elas chegam aos 30, 40 e 50 anos. Há uma grande possibilidade de que toda vez que depararem com uma situação ruim percam cinco, dez, quinze pontos.

Por outro lado, aqueles que, por volta dos 40 ou 50 anos, obtêm uma iluminação que corresponda, digamos, a 80 pontos, já terão passado por muitos maus momentos, e esses 80 pontos não diminuirão tão facilmente, mesmo que percam dois ou três pontos ao sofrerem incidentes menores. Só que também é difícil que alcancem uma iluminação correspondente a 100 pontos, e que possam acrescentar um ou dois pontos, pois não são mais tão puros. Por outro lado, o que já acumularam não declinará facilmente.

Como vemos, ambos os grupos etários têm vantagens e desvantagens.

• Correta Dedicação •

Você pode aumentar sua luz com o passar do tempo e o acúmulo de experiência

Existem diferentes níveis de iluminação, mas para que sua iluminação se torne genuína você precisa passar pelos testes que costumamos chamar de "experiência". Com isso sua resistência aumentará, como o aço é temperado ao ser submetido a fogo e água.

Somente quando já tiver passado por várias experiências e desafios e alcançar a iluminação no final da sua vida é que poderá dizer que está iluminado.

Vamos supor que você já alcançou certo nível de iluminação, mas o que aconteceria se tivesse de enfrentar uma ruína financeira? Ou se um de seus familiares morresse? Ou se fosse demitido de um cargo executivo? Ou se estivesse a ponto de se divorciar?

Podem ocorrer muitas situações difíceis na vida, mas, por favor, considere-as como ocasiões em que estará sendo testado. Aqueles que conseguem manter a estabilidade e continuar seus esforços nos momentos difíceis podem ser chamados de autênticos.

Mas aqueles que sucumbem facilmente podem estar certos de que sua iluminação deve ser considerada apenas como uma miragem.

Portanto eu gostaria de enfatizar a importância de aumentar a própria luz com o passar do tempo, com o acúmulo das experiências de vida. De um ano para outro, seu estado mental pode mudar, e todos os anos você deve continuar estudando a Verdade Búdica. Mesmo assim, precisa manter a disposição de colocar seus estudos em prática na vida real e testar a solidez da sua iluminação.

Pode ser que você se sinta iluminado enquanto é ainda estudante, mas ao arrumar um emprego fica sem saber como esse fato poderá afetá-lo. O que acontecerá se for promovido e passar a ter mais responsabilidades? Será que quando for promovido a gerente sua iluminação terá o mesmo sentido para você?

Se você é uma mulher jovem, o que acontecerá quando se casar? Irá manter sua iluminação ou ela sofrerá uma mudança radical? Se você é casada, o que acontecerá se a posição de seu marido, sua ocupação, sua renda ou qualquer outra condição sofrerem uma grande mudança?

Questões como essas constituem grandes desafios.

3

Demonstre seu conhecimento na prática

Eu gostaria de ressaltar que "não importa quanta Verdade você tenha aprendido; se na vida cotidiana você for visto como uma pessoa excêntrica ou esquisita, não será bem aceito".

• Correta Dedicação •

Nossa meta é nutrir pessoas que possam servir de capital humano capaz de ser valorizado em qualquer lugar. Pessoas que só conseguem ser aceitas nos grupos de estudo da Verdade, mas não são bem acolhidas na sociedade secular, nunca irão mudar o mundo, não importa o número de indivíduos desse tipo que se consiga formar. Se você é bem-sucedido em melhorar sua mente por meio do estudo da Verdade Búdica e é capaz de transmitir a luz da Verdade ao mundo, então pode dizer que aplicou sua disciplina à vida.

Se você é mulher, espera-se que sua bondade se torne mais profunda e que seja amada por mais pessoas, como consequência de ter aprendido a Verdade e alcançado a iluminação. Mas isso estará fora de questão se você levar uma vida desequilibrada.

O mesmo se aplica a homens jovens. Se você tem levado uma vida honesta, mas de algum modo, após o estudo da Verdade, desviou-se do caminho e se tornou arrogante e corrupto, não fará sentido ter se dedicado a aprender a Verdade Búdica.

Isso vale também para pessoas mais velhas. Se ficarem acomodadas e começarem a se vangloriar de suas conquistas ou de seus conhecimentos, tudo o que tiverem aprendido perderá o sentido. A disciplina espiritual só tem valor quando leva você a se tornar mais humilde e gentil, a ser amado pelos outros e ao mesmo tempo ser capaz de dar amor aos demais enquanto segue avançando pelo caminho.

A Correta Dedicação que eu ensino na Happy Science não é igual a certas práticas budistas, como a "Circumambulação de Mil Dias" – uma jornada de mil dias a pé pelas montanhas –, ou como praticar austeridades religiosas debaixo de uma cachoeira, ou acumular um monte de ensinamentos sobre a Verdade Búdica e fazer ostentação disso. Nesse caso, será um conhecimento meramente material, e se o estudo da Verdade Búdica não faz a Luz brilhar na vida cotidiana, ele é totalmente inútil. É esse o sentido que quero ressaltar ao falar da Correta Dedicação.

Então eu gostaria de dizer:

Demonstre a Verdade, isto é, o conhecimento que aprendeu, na vida prática.

Se sua iluminação é real, coloque-a em ação.

Você só precisa olhar ao redor para ver se a iluminação está sendo posta em prática.

Para saber disso, basta ver de que modo as pessoas tratam você.

A verdadeira iluminação exige manter uma atitude de examinar a si mesmo constantemente, para ver se o seu caráter continua se aprimorando.

A Correta Dedicação não é algo voltado a criar uma categoria especial de pessoa mergulhada na Verdade Búdica. Ao contrário, eu gostaria que você se tornasse uma pessoa mais maravilhosa, mais realizada do que já foi, como resul-

• Correta Dedicação •

tado de ter encontrado a Verdade de Buda, mudando a si mesmo, abrindo sua mente, esforçando-se para se aprimorar e sabendo superar suas dificuldades.

E, ao fazer isso, nunca se esqueça de como é difícil manter a iluminação. Não cometa o erro de achar que já alcançou a iluminação quando está apenas às portas dela. Não se esqueça de que isso é só o início do verdadeiro desafio da iluminação.

Para mais informações sobre a Correta Dedicação como maneira correta de se esforçar, por favor, leia outros livros meus, especialmente *Rojin, o Poder Místico de Buda*[11].

---

11 Tradução literal do título em inglês: *Rojin, Buddha's Mystical Power* (Nova York: IRH Press USA Inc., 2021).

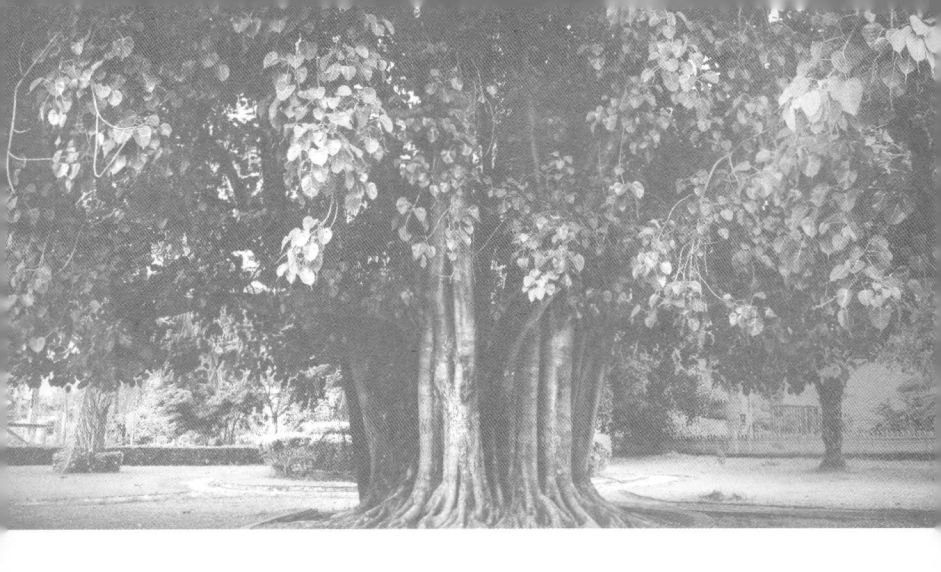

Capítulo 8

Correta Mentalização

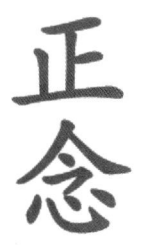

正
念

Palestra ministrada em 28 de janeiro de 1989,
na Sala de Treinamento da Happy Science, Tóquio

• Correta Mentalização •

1

Reflexão proativa para desbravar o futuro – A Correta Mentalização

A reflexão envolve não só se arrepender por erros passados, mas plantar as sementes para o seu desenvolvimento futuro

Neste capítulo, vou tratar da Correta Mentalização. Talvez o sentido da Correta Mentalização não esteja claro para todos. A partir da leitura de alguns livros sobre budismo, fico com a impressão de que ninguém compreendeu de fato o sentido da Correta Mentalização; sua essência não foi totalmente explicada.

Os autores, mais preocupados com o sentido superficial das palavras, não conseguiram se aprofundar no verdadeiro sentido da Correta Mentalização.

A razão disso é que aqueles que escreveram a respeito da Correta Mentalização não tiveram a experiência real de como funciona "o efeito da mente". Mesmo quando discorrem sobre os Oito Corretos Caminhos ou tentam explicar o Correto Pensamento ou a Correta Mentalização, por não terem a experiência concreta das funções da mente, não conseguem saber ao certo o que tudo isso significa.

Na realidade, ao simplesmente ouvir o que digo, talvez você não saiba bem do que estou falando. Apenas quando isso for colocado em prática e experimentado pessoalmente é que você irá entender.

O que vou descrever agora a respeito da Correta Mentalização afasta-se da autorreflexão do budismo tradicional. Isso porque os Verdadeiros Oito Corretos Caminhos contêm mais aspectos positivos do que os listados na explicação que o budismo tradicional oferece da autorreflexão. Como mencionei brevemente em *A Essência de Buda*, *As Leis do Sol* e em outros livros, costumo apresentar o conceito de Correta Mentalização colocando maior ênfase em uma "postura mental voltada para o futuro". Se não se adota essa maneira de pensar, não é possível fazer a conexão entre a reflexão e o desenvolvimento, que são ambos parte dos Quatro Corretos Caminhos, nem ensinar a ideia de desenvolvimento baseado na reflexão.

Se a reflexão fica restrita a "arrepender-se pelos erros passados", ela não conduz à ideia de desenvolvimento baseado na reflexão. É preciso incluir no ato da reflexão esse "broto do desenvolvimento".

À medida que você examina a Correta Visão, o Correto Pensamento, a Correta Expressão, a Correta Ação, a Correta Vida e a Correta Dedicação, aprofunda sua autorreflexão e dá maior clareza à sua mente, removendo quaisquer impurezas que a estejam turvando. Após a conclusão dessa prática, é preciso dar os próximos passos em direção ao futuro. Esse ponto de inflexão crucial pode ser encontrado na Correta Mentalização, que é a sétima etapa na trilha dos Oito Corretos Caminhos.

Criar a utopia por meio da Correta Mentalização

Ao considerar a conexão entre a Correta Mentalização e o amor, que é a primeira etapa dos Quatro Corretos Caminhos, o ponto essencial é ter um relacionamento ativo com os outros. É aí que você encontra a conexão entre a Correta Mentalização e o amor.

A "mentalização" é algo que você emite de dentro de você e que se irradia para o exterior. Portanto você precisa ter algum envolvimento com a vida das outras pessoas, por menor que seja. Sempre se produz um impacto sobre os outros.

Assim, refletir sobre a natureza e o conteúdo da sua "mentalização" tem muito a ver com a criação de uma utopia. Não se esqueça desse ponto.

Em outras palavras, o conceito de autorreflexão contém elementos essenciais para criar o futuro de forma positiva – em relação à sociedade, ao país e aos relacionamentos humanos.

2

A materialização da mentalização

A mentalização tem um poder físico

Eu gostaria de detalhar melhor a análise da Correta Mentalização. Em primeiro lugar, o que é exatamente a "mentalização"? Na mente humana há sempre muitos pensamentos entrando e saindo. Alguns produzem imagens fortes, ou melhor, apresentam-se com imagens mentais muito fortes.

Além disso, em certas ocasiões a mente se detém em determinado ponto e mantém o foco nele. Por exemplo, se alguém está concentrando seu pensamento em mim, posso de fato chegar a ver seu rosto. E vou pensar: "Tal pessoa está pensando algo a meu respeito". Isso de fato acontece.

Assim, se você se concentra em uma pessoa por certo tempo, esse pensamento com certeza será transmitido até ela. Tanto pensamentos bons quanto pensamentos ruins podem ser transmitidos à outra pessoa. Pensamentos concentrados têm esse poder físico, mas a maioria não é muito sensível a eles, portanto não são captados com muita clareza.

• Correta Mentalização •

Pensamentos focados em outra pessoa podem assumir uma forma física

Então, o que significa projetar seu rosto quando você concentra seus pensamentos em uma pessoa?

Em uma das mensagens espirituais do filósofo alemão Emmanuel Kant, por exemplo, ele destacou: "Aqui temos um Kant tomando café. E ali temos um Kant ordenhando uma vaca". Em certo sentido, ele estava demonstrando que é possível dividir nossa presença em múltiplos seres ou criar alter egos quando concentramos nossos pensamentos.

No exemplo acima, mesmo que uma pessoa não esteja fisicamente presente, posso ainda assim vê-la à minha frente. Este é um fenômeno extremamente interessante. Nessas horas, não é que a alma da pessoa tenha escapado: é a concentração do pensamento que fica efetivada.

Isso é possível neste nosso mundo, mas só quando voltamos ao outro mundo é que tais pensamentos concentrados aparecem com maior clareza.

No mundo dos espíritos, quando você concentra seu pensamento em uma pessoa, a imagem dela aparece no mesmo instante. Você é capaz, então, de interagir com a imagem dela.

Surge, porém, a seguinte questão: o ser real dela está ali, de fato? Ele não está. E isso é realmente estranho. Esse efeito também atua até certo ponto neste nosso mundo tridimensional. Ou seja, os pensamentos focados afetam muitas pessoas.

Na realidade, essa é a verdadeira natureza daquilo que desde tempos antigos é chamado no Japão de *ikiryo*, ou espírito de pessoa viva, em clássicos da literatura como *O Conto de Genji*[12]. Quando você estuda os clássicos japoneses, pode pensar: "Bem, trata-se de um assunto próprio daqueles escritores de tempos antigos". Mas quando os pensamentos de uma pessoa ficam focados, eles podem aparecer na forma de uma figura. Isso certamente é verdadeiro.

Nesse sentido, os pensamentos concentrados de uma pessoa, ou a "mentalização" desses pensamentos, podem sempre ter algum efeito sobre os outros e sobre o próprio futuro da pessoa.

---

12 *O Conto de Genji* é um livro de literatura clássica japonesa cuja autoria é atribuída à fidalga Murasaki Shikibu e que foi escrito no começo do século XI durante o Período Heian da história do Japão. (N. do E.)

3

A Correta Mentalização é o poder de criar felicidade

Mudar a própria mente e o mundo por meio da autotransformação

Agora, vamos pensar um pouco mais sobre a natureza da "mentalização". Para compreender corretamente o sentido da "mentalização" é muito importante criar felicidade para os seres humanos.

Mesmo que você já tenha praticado bastante os primeiros seis dos Oito Corretos Caminhos que antecedem a Correta Mentalização, ela pode ainda assim apresentar muitas dificuldades. Se não conseguir captar o ponto essencial da Correta Mentalização, você não estará apto a criar felicidade. Pode acabar em um ciclo, cometendo erros e se recuperando de perdas, indefinidamente. Nesse caso, dificilmente terá uma vida positiva.

Já afirmei muitas vezes que quando você muda sua mente, o mundo muda. Além disso, em relação às atividades da Happy Science, nunca digo: "Se vocês se reunirem aqui, serão felizes". O que digo é: "Se você entrar na Happy Science, procure inovar a si mesmo, mudar sua mente, e então será feliz. Eu darei as instruções, mas cabe a cada um captá-las ou não".

Portanto, se você acha que a Happy Science é um mero refúgio ou um local para escapar da vida, esqueça. Porque o que temos aqui é um campo de batalha. É um lugar que requer intensa autotransformação. Um lugar que demanda uma luta com você mesmo.

Se seu pensamento é: "Bem, basta eu ir até os locais que tiverem essa placa e eu vou ser abençoado e feliz", saiba que não é bem assim. Se você não está indo bem na escola ou no trabalho, e vem à Happy Science na expectativa de receber benefícios e ficar feliz, saiba que isso não vai acontecer necessariamente. Este não é um lugar de refúgio, é um campo de batalha, porque as vozes dos espíritos elevados lhe dirão para se inovar, e serão lançadas como flechas, uma após a outra. É muito difícil sobreviver a essa chuva de flechas e permanecer intacto. Você será obrigado a se examinar e a mudar, de várias maneiras.

Se falhar em realizar essa autotransformação, não será capaz de desbravar o seu futuro.

Vou me estender mais sobre isso mostrando um caso específico.

• Correta Mentalização •

O ponto de inflexão no qual me transformei de "jovem sensível à literatura" em "deus da fortuna"

Com frequência eu dirijo a palavra a muitas pessoas, e ao me olhar no espelho acho intrigante ver meu rosto ficando gradualmente mais arredondado e radiante, o que me leva a pensar que talvez minha alma gêmea seja algum deus da fortuna.

Quando tento descobrir por que isso acontece, imagino que talvez seja fruto de uma boa alimentação, mas acho que não se deve apenas a razões materiais. Na realidade, houve um ponto de inflexão espiritual em algum momento da história da minha vida.

Quando penso nos anos que antecederam o início do meu caminho espiritual, posso afirmar com certeza que eu era um jovem extremamente sensível.

Muitos de nossos seguidores talvez não acreditem nisso ao me verem agora, mas era tão sensível que alguma coisa que alguém me dissesse podia ficar na minha mente durante anos. Mesmo dois ou três anos depois de ter ouvido aquilo, ainda me sentia constrangido, frustrado ou desapontado. Esses sentimentos ficavam me espicaçando, como os espinhos de uma rosa, levando-me a relembrar o passado como se a situação tivesse ocorrido há alguns instantes.

Além disso, eu me sentia feliz em ser um jovem interessado em literatura, e achava que essa sensibilidade era positiva. Havia épocas em que me sentia como se houvesse de fato várias coisas cortando meu coração para me fazer sangrar lentamente. E havia uma parte de mim que acreditava que essa sensibilidade de jovem e a tristeza que consumia minha alma estavam contribuindo para moldar minha vida e transformá-la em uma obra de arte.

Mesmo depois que iniciei meu caminho espiritual, creio que me tornei até mais sensível, bem mais do que antes. As emoções de várias pessoas são transmitidas a mim de uma maneira muito direta.

Como resultado, embora eu fosse capaz de remover várias nuvens e sombras por meio da autorreflexão, também comecei a ver melhor muitas das minhas sombras e erros, e durante certo período de tempo não consegui me livrar dessa situação. Quanto mais me aprofundava na autorreflexão, mais percebia vários pontos a respeito de mim mesmo que eram difíceis de mudar.

4

Mude a direção de sua mentalização

Pergunte a si mesmo: "Afinal, quero mesmo ser feliz ou não?"

Em algum momento, porém, consegui mudar de direção. As palavras que recebi de um ser espiritual me incentivaram a realinhar meus pensamentos.

Em resumo, o que aconteceu é que fui questionado com severidade. "O que você quer, afinal? Será que vai viver apenas para se culpar por seus pecados e maldades e lembrar a si mesmo que não é bom o suficiente? Que tipo de vida você visualiza na sua mente? Você quer explorar o futuro ou não? Quer fazer os outros felizes ou não? Quer ser feliz ou não? Seja mais claro a respeito de tudo o que você quer. Esse é o ponto de partida", disse esse espírito.

Quando fui confrontado com essas questões, compreendi que nunca havia pensado nelas com suficiente clareza.

Livre-se da autopiedade e procure amar os outros

Ao refletir sobre meu coração tão vulnerável e extremamente sensível, eu pude perceber que acabara aprisionado num sentimento de piedade por mim mesmo. Creio que existem inúmeras pessoas nessa situação.

Tenho certeza de que diversas coisas na sua vida estão dando errado, seus fracassos, problemas, coisas desse tipo. Na realidade, são muitas as pessoas que vivem com esses pensamentos negativos e ficam se remoendo na autopiedade. Elas têm dificuldade para sair dessa espiral que as puxa para baixo. Se você sempre se deixa tomar por um sentimento de autopiedade e fica com pena de si mesmo o tempo inteiro, nunca conseguirá sair disso. Nessa espiral de autopiedade, a pessoa se deprime e não consegue ser feliz, e muito menos amar os outros. Fica sempre preocupada demais consigo para ter algum interesse pelos outros.

Pessoas assim podem tentar descobrir por que são tão infelizes, mas na realidade são elas mesmas que se obrigam a viver nessa infelicidade. Isso ocorre por terem essa atitude de autopiedade.

Em um nível subconsciente, esse sentimento de autopiedade irá conduzir você a uma situação ainda mais infeliz. E então você viverá circunstâncias em que os outros dirão coisas desagradáveis a seu respeito, colocando-o na condição de vítima.

Se você adotar uma atitude de autopiedade, acabará sendo forçado a enfrentar situações desse tipo. Experimente e verá que os resultados serão esses. Tente viver um pouco de maneira autodepreciativa. Logo verá como as pessoas começam a provocá-lo e ridicularizar você. É isso o que acontece. Trata-se de uma reação natural e espontânea dos outros à autopiedade que você demonstra. Você não poderá nem culpá-los por esse resultado. É isso o que ocorre quando você tem a tendência de amar a infelicidade.

Mude a direção de sua "mentalização" e liberte-se da tendência de amar a infelicidade

Estou falando aqui da sua "mentalização". Se a sua "mentalização" fica voltada na direção errada, a não ser que você corrija isso, terá de viver com a "síndrome da infelicidade".

Que tipo de vida você espera ter nesse momento? Você precisa dar uma resposta clara a essa pergunta. Se a direção da "mentalização" não for definida de modo adequado, haverá um grande número de pessoas caminhando na direção errada.

Por mais que você tente ajudá-las ou incentivá-las, não há o que fazer em relação àqueles que trilham a estrada da infelicidade. Pessoas que amam a infelicidade não têm salvação. Nem mesmo Deus ou Buda pode salvá-las.

O motivo é que essa questão segue as Leis da Mente, segundo as quais cada pessoa avança na direção que quer. É assim que essas leis funcionam.

5

As leis da realização da esperança

1) Você expõe com sinceridade seu "desejo" de realizar seus objetivos?

A diferença entre "querer" e "desejar"

Agora vou falar a respeito da esperança de ser feliz.

Quando você quer que alguma coisa aconteça, se ela de fato acontecer então você se sentirá feliz. É ótimo quando aquilo que você quer é adequado e pode se concretizar, mas na realidade as coisas nem sempre saem dessa maneira. Mesmo quando você tem esperança de que algo ocorra, não é fácil isso se materializar.

Como consequência disso, é provável que os pensamentos que você tem no que se refere à realização de suas esperanças fujam da sua mente, mesmo que você encontre alguma referência a eles. Talvez pense: "Esse tipo de coisa só dá certo com alguém especial; não se aplica a mim".

Vale a pena considerar a diferença entre "querer" e "desejar". Você pode dizer: "Eu queria que tal coisa acontecesse" ou "Queria que isso fosse de tal jeito". Por outro lado, "desejar" tem um apelo mais emocional. "Desejar" é usado para descrever uma situação que você quer intensamente que aconteça, ou então que quer "que aconteça do jeito que for, não importa o resto".

Na realidade, é aqui que fica mais evidente a diferença entre "pensar" na realização de uma esperança e "mentalizar" que aconteça. A não ser que a esperança seja intensificada a ponto de se tornar um desejo, isto é, uma mentalização, ela não irá se concretizar.

Suponhamos que você tem o seguinte pensamento: "Eu gostaria que tal coisa tivesse esse resultado" e enviasse ondas de pensamento de acordo com essa sua vontade. A questão é que neste mundo terreno há toda espécie de obstáculos, e eles podem interferir com seu desejo; portanto, ao enfrentá-los você pode facilmente mudar de ideia.

Vamos dizer que um automóvel, um Mercedes-Benz, está indo em certa direção e bate numa rocha. Nessa hora, a rocha talvez se mova apenas um pouco, mas o carro não será capaz de continuar em linha reta. E se bater em outra rocha, o carro sairá ainda mais de seu curso.

Do mesmo modo, se você quer que algo tenha determinado desfecho, mas encontra obstáculos, esse "desfecho" não irá mais se concretizar. Depois de cruzar com um ou dois obstáculos, as pessoas costumam desistir de tentar. É assim que a maioria age.

No entanto, quando esse "Eu gostaria que" se torna "Eu desejo que", ele ganha uma força muito maior, como se tivesse se transformado em um tanque. Você acha que a rocha teria condições de bloquear o caminho de um tanque? E se você não conseguisse tirar a rocha do caminho, poderia disparar o canhão do tanque e explodi-la, e seguir em frente.

Ou seja: se você puder tornar seu desejo tão forte como um tanque, ele se realizará; mas se aquilo que você quer continua sendo um Mercedes-Benz, o mais provável é que você hesite em seguir adiante, por receio de estragar o carro. Isso tem muito a ver também com a sua autoimagem.

Pense se você realmente quer ser feliz

Portanto, se você quer ser feliz, precisa pensar na imagem que tem de si mesmo ao praticar a Correta Mentalização.

Nesse exemplo, se você se imaginar como um Mercedes-Benz, não poderá continuar em sua trajetória e irá se desviar quando encontrar uma rocha, por receio de estragar o carro. Porém, se você fortalecer sua autoimagem e deixá-la como um tanque, poderá empurrar a rocha de lado, e se ela não se mover, poderá dar um tiro de canhão e explodi-la. Se alcançar esse ponto, sempre encontrará um jeito de lidar com os obstáculos. Por favor, pense nessas diferenças.

Em outras palavras, mesmo que você queira ser feliz, jamais conseguirá alcançar a felicidade se ficar pensando em um nível meramente superficial. São muitas as pessoas que têm esperança, mas em um nível bem superficial. Se você observar melhor, verá que muitas delas se identificam com o "Mercedes-Benz" e abominam a ideia de se machucar. Ou seja, acham que a melhor coisa para elas é não bater na rocha; portanto, fogem, com receio de se ferir. Embora tenham vontade de seguir adiante, não querem correr o risco de estragar seu "Mercedes-Benz", pois é um bem muito caro, e então fogem do seu caminho.

2) *A autoconfrontação dos que estão presos ao próprio orgulho*

Confronte a si mesmo quando tiver receio de se machucar e estiver fugindo dos problemas

Quando pensamos no que exatamente temos receio de machucar, vemos que em geral se trata do nosso "orgulho". É o orgulho que leva você a se ver como um "carro de luxo". Embora queira avançar, você pensa: "Seria terrível se eu me machucasse". Assim, começa a evitar qualquer confrontação e foge. O que acontece é que, em primeiro lugar, você tem medo de se machucar quando precisa enfrentar algum problema. A coisa mais fácil numa situação que envolva alguma ameaça é evitá-la e fugir, sem tentar enfrentá-la.

Você acha que "gostaria de" alguma coisa, mas acaba fugindo dela. Provavelmente 70% das pessoas têm esse tipo de reação, talvez mais que isso. Na realidade, há muitas pessoas que agem dessa forma, e é assim basicamente que as coisas são.

Pratique a sério o pensamento positivo

Então, o que fazer para fortalecer seu desejo e transformá-lo em um "tanque"?

Basicamente, temos de usar o pensamento positivo. Se você incorporar o pensamento positivo aos seus métodos de autorreflexão, isso se alinhará à Correta Mentalização. É desse modo que o pensamento positivo deve ser integrado.

Muitas pessoas, porém, têm dificuldades em praticar o pensamento positivo quando decidem fazer isso. Seus esforços falham em trazer qualquer resultado, pois suas esperanças vão apenas até o estágio do "gostaria que", e não seguem adiante. Se insistirem, se ficarem determinadas a superar a situação a qualquer custo, então poderão encontrar um caminho. Mas na maioria das vezes ficam aquém disso. E nesse momento começam a duvidar de sua capacidade e aos poucos recuam e voltam a acolher o sofrimento.

Você precisa levar o pensamento positivo muito a sério para poder colocá-lo em prática nas situações reais. Precisa fazer o máximo esforço para colocá-lo em prática. Se apenas pensar no pensamento positivo ou simplesmente falar a respeito dele, se esquecerá por completo dele ao se deparar com problemas concretos, e então simplesmente dará um jeito de se safar das dificuldades. Esse é o resultado mais provável. Portanto, se quiser de fato colocar o pensamento positivo em prática, tem de tomar a decisão de se esforçar ao máximo. Não se preocupe com seu orgulho. Tudo o que você precisa fazer é ter clareza a respeito do que quer alcançar. Se você está determinado a realizar sua meta, deve fazer isso com todas as suas forças.

Se falhar em ter essa determinação, provavelmente será impedido pelos obstáculos ou evitará enfrentá-los. Assim, como ocorre com muitas pessoas, retomará seu estilo de vida anterior. Só que com isso essas pessoas dão a impressão de que gostam de continuar morando em casas que estão caindo aos pedaços.

3) Pergunte a si mesmo se realmente deseja do fundo do coração servir o mundo como filho de Deus

De que maneira você pode fortalecer seus pensamentos e elevá-los ao nível do "desejo"? Este é um ponto importante.

O que fazer para ser capaz de sentir um desejo que venha de fato do fundo do seu coração? De que modo você pode ter um desejo desesperado de alcançar uma meta a qualquer custo? Isso vai depender muito das metas e ideais que você definir. A questão é: "Quais são exatamente seus ideais?".

Se você vive sem ter nenhuma meta em particular, como uma folha flutuando na superfície de um lago, dificilmente irá longe. Porém, se tiver algum desejo ardente, como uma correnteza forte, fluindo e derrubando tudo o que surge pela frente, então é mais provável que alcance seus ideais.

É nisso que consiste de fato seu teste: confirmar se você confia mesmo em você, se realmente se considera um filho de Deus, se acredita que tem um núcleo sólido como um diamante no coração. Quem se acha inadequado nunca será capaz de alcançar a autorrealização por meio da prática da Correta Mentalização.

No final, a questão é se você sente profundamente o desejo de ser alguém capaz de prestar um grande serviço ao mundo. Se não conseguir encontrar esse desejo em si, talvez tenha vivido um tipo de vida na qual tudo o que precisava lhe foi dado por aqueles à sua volta. Reflita sobre isso. Se é esse seu caso, pode ter vivido como alguém que depende da caridade alheia. Beneficiou-se da bondade dos outros, mas continua insatisfeito e ainda se queixa, reclamando que não foi suficiente. Pessoas assim provavelmente passaram a vida recebendo favores generosos; não vieram para dar, são aquelas que se dispõem apenas a tomar.

Na verdade, se você não encontra em si nenhum desejo de viver para os outros e de dar algo em retribuição, sentindo isso do fundo do coração, sua situação não parece muito boa. O que se espera de você é que tenha sinceramente esses desejos. Só então será capaz de ter uma vida plena.

• Correta Mentalização •

4) Não tente submeter os outros com o poder da sua mentalização

Além disso, na autorrealização não basta você ser forte como um tanque. Há outra questão a ser considerada: a direção. Como a energia de sua mentalização atua a fim de realizar as coisas, pode ser que faça isso mesmo que esteja apontada na direção errada. Portanto, a direção é extremamente importante.

Há um ponto sobre o qual eu gostaria que você pensasse ao tentar realizar suas metas usando a mentalização: nunca tente restringir ou submeter os outros com a energia de sua mentalização. Não queira forçar uma mudança na vida de alguém a fim de tornar sua vida mais fácil. É uma atitude equivocada.

Ao definir metas pessoais, evite pensar: "Só vou poder atingir essas metas se tal pessoa agir de tal e qual modo". Não cometa esse erro. Isso transformará sua "mentalização" em algo prejudicial.

Se algo der errado, uma autorrealização nesses termos pode levá-lo ao Inferno. Mesmo que não haja nada particularmente errado envolvido, na melhor das hipóteses isso fará você retornar ao Mundo do Verso. É para um desses dois reinos que você será levado: o Inferno ou o Mundo do Verso. É assim que funciona. Se sua autorrealização tornar os outros infelizes, você irá para o Inferno. Quem pavimenta seu caminho usando a "mentalização" para mudar os outros em proveito próprio vai para o Mundo do Verso, isso se não for enviado diretamente ao Inferno.

E por que isso acontece? Porque nesse tipo de situação não há amor; esse esforço de autorrealização demonstra uma ausência de amor pelos outros.

Trata-se, portanto, apenas de amor por si mesmo, não do amor que se dá, ou do amor altruísta. Tais pessoas podem até ser apreciadas por suas ações, mas se houver tendências desse tipo, o resultado final será a ida para o reino dos *tengus* ou para o reino dos eremitas no Mundo do Verso. Como você pode ver, a direção que decidir tomar pode levá-lo à parte da frente ou à parte de trás do mundo espiritual.

A parte da frente do mundo espiritual é onde estão as pessoas que buscam de fato se realizar para o bem das outras, enquanto a parte de trás é o daquelas que querem ardentemente se exibir. Por conseguinte, tais pessoas vão para um lugar do reino psíquico e sobrenatural onde o que há é apenas uma ilimitada manifestação do amor por si próprio. Não cometa esse erro.

6

A prática da Correta Mentalização

Considere quais são "os meios, o método e a hora" para alcançar suas metas

Então, o que você pode fazer para alcançar suas metas?

Por exemplo, suponha que você vai começar um novo projeto de negócios com alguém que trabalha em outra organização. O chefe de divisão dessa pessoa pode concordar, pois tem uma boa impressão do projeto, mas o gerente geral não aceita. Nesse caso, seria inaceitável você pressionar o gerente geral tentando convencê-lo a aceitar, ou desejar que fosse demitido caso mantivesse a recusa.

De que modo você pode encarar uma situação como essa sendo um bom ser humano? Esse é o ponto mais importante no que se refere à Correta Mentalização.

Para que uma meta seja considerada clara e definida, existem três condições que lhe dão forma. São elas: "os meios, o método e a hora". Mas é muito difícil satisfazer às três condições.

É claro que algumas pessoas sabem definir claramente os meios, o método e a hora para realizar suas metas, e conseguem tomar as melhores decisões para alcançar sucesso.

Mas são as que já têm certo nível de competência. Se você já obteve sucesso no passado e tem 80% a 90% de probabilidade de repetir esse sucesso, então agirá de maneira decidida para realizar suas metas. Se não for esse o caso, é provável que fracasse em razão de suas muitas dúvidas e receios, por mais que se empenhe em sua tentativa.

É nesse sentido que se mostram relevantes as questões relativas aos "meios", ao "método" e à "hora". No meu livro *Rojin, o Poder Místico de Buda*, tratei disso com detalhes, pois são aspectos de fato cruciais para a autorrealização espiritual.

Um exemplo específico de autorrealização espiritual – minha busca por uma casa ideal

Talvez não seja fácil entender esse assunto quando o tratamos de maneira tão abstrata, então vou ser mais específico e dar um exemplo da vida real a respeito da concretização da esperança.

Como líder religioso, leio e estudo muitos assuntos em profundidade, então preciso de um bom espaço para guardar meus livros. Depois que fundei a Happy Science, senti que a casa em que morava havia ficado muito apertada.

Acho que foi por volta de agosto de 1988 que um espírito elevado me disse: "Você está trabalhando muito, portanto, vamos ajudá-lo a se mudar para uma casa maior".

• Correta Mentalização •

No mês seguinte, encontrei um imóvel mais ou menos do tamanho de que precisava. Era uma casa boa, relativamente espaçosa, com um jardim e numa localização adequada para trabalhar, então fiquei animado.

No entanto, à medida que as tratativas avançavam, o dono começou a expressar preocupação. Não disse exatamente qual era o problema, mas parecia ser algo que ele soubera a meu respeito. Estava preocupado com o fato de eu ser o líder de uma organização religiosa. Diante disso, eu não tinha o que fazer. Não havia sentido em pressioná-lo e tentar forçá-lo a me alugar a casa. Mesmo que os espíritos elevados façam sua parte para facilitar os arranjos, sempre há o livre-arbítrio das pessoas na Terra. Se o dono achava que nossa organização era motivo de algum alarme, isso encerrava o assunto. Assim, simplesmente aceitei a situação e passei a procurar outra casa.

No mês seguinte, encontrei outra residência que me interessou. A localização era ainda melhor que a da primeira casa.

Gosto de lugares que tenham uma boa paisagem, onde eu possa meditar ou ficar em contemplação à noite. E essa segunda casa ficava num bairro onde havia um grande parque. Assim, fui dar uma olhada e concluí: "Essa casa é ótima!".

Era uma residência com duas unidades. Talvez o dono tivesse achado o edifício grande demais para ser alugado a uma única família, por isso dividiu a casa em duas e planejava alugá-las como unidades independentes. Havia um quintal no fundo com árvores e um grande parque próximo, então fiquei animado e comecei a tratar das providências para alugá-la.

Mas havia um problema: o dono da casa era professor de Física Aplicada em uma das universidades federais do Japão, e um materialista ferrenho. Fui falar com ele e tivemos uma conversa curta. Como doutor em Ciências, ele não tinha a menor crença em espíritos, e isso tornou a conversa não muito amistosa, nem agradável. Pensei: "Bem, acho que essa casa tampouco vai dar certo".

Porém, um mês depois, surgiu uma terceira possibilidade. Uns poucos dias antes eu havia sonhado com uma casa triangular, com uma série de losangos dentro; então apareceu essa outra casa, com muitas janelas envidraçadas, e me pareceu a melhor das três candidatas. Fiquei surpreso ao ver que era grande, possuía um belo jardim, ficava perto de um parque e, o mais importante, o preço era muito razoável. O valor do aluguel era cerca da metade do das outras duas.

Mais tarde, consegui instalar uma série de prateleiras na casa para acomodar meus 15 mil livros (minha biblioteca de trinta anos atrás). Enfim, revelou-se a opção que atendia melhor a todas as minhas necessidades.

No total, foram uns dois meses procurando uma casa. Comecei a busca em setembro e tomei a decisão final em novembro, ou seja, demorei dois meses para encontrar a casa que queria.

• Correta Mentalização •

Cerca de um mês depois de ter assinado contrato para esse terceiro imóvel, o professor da universidade federal me procurou para me oferecer a sua casa. Disse: "Fiz uma pesquisa a seu respeito e descobri que os livros que o senhor tem escrito estão realmente vendendo muito bem, então agora eu gostaria de fechar negócio". Pensei comigo: "Agora é tarde!". O dono da casa havia mudado de ideia e queria que eu a alugasse. Ele dizia: "Posso dar um bom desconto no aluguel, então, por favor, reconsidere alugar minha casa". Mas era tarde demais, ele já havia perdido a oportunidade.

O lugar que acabei alugando era mais barato, maior e mais espaçoso. Se tivesse alugado a casa do professor, com aquela combinação de duas unidades, isso teria se revelado inadequado, porque eu teria de usar uma das unidades como biblioteca. A casa que apareceu depois era bem melhor. Foi um processo bastante complicado, cheio de avanços e recuos, mas foi assim que ocorreu.

O professor universitário se arrependeu de ter sido pouco atencioso comigo, mas eu já sabia que isso poderia acontecer.

Quando conheci o professor, imaginei que ele fosse assinante do jornal diário *Mainichi Shimbun*. Em dezembro, o jornal publicou anúncios dos meus livros por quatro dias seguidos. O título era: "Mais de 1,2 milhão de exemplares vendidos!". Eu já esperava que depois de ver esses anúncios ele concordasse em alugar sua casa. Os anúncios foram publicados com um mês de atraso, pois a ideia original era publicá-los em novembro. Se tivessem aparecido no jornal conforme o planejamento inicial, talvez eu tivesse alugado a casa do professor. Mas, por um erro da equipe editorial, os anúncios atrasaram um mês, e não consegui alugar a casa dele.

No final, isso acabou sendo o melhor resultado, porque consegui alugar a melhor casa, que só apareceu mais tarde.

Atualmente, estão construídos o Taigokan (Sagrado Santuário da Grande Iluminação) e outros templos sagrados do Mestre.

7

Acumule experiência enquanto aguarda

Na autorrealização, dirija seus pensamentos com firmeza para Deus

O exemplo da casa que acabei de mencionar mostra com clareza como funciona a autorrealização espiritual.

Em primeiro lugar, ela incorpora a ideia de que serão oferecidas a você certas oportunidades. O processo da concretização de um conceito no mundo terreno é gradual. Aquilo que corre com fluidez como se fosse lava, a certa altura começa a se solidificar.

Começa a se formar no processo algo como uma rocha. Isso é conhecido como o "livre-arbítrio" das pessoas na Terra. É possível que ele se forme e que afete o fluxo da lava.

A lava acabará se assentando e ganhando forma, e o conceito inicial poderá se solidificar conforme foi planejado ou de alguma outra maneira.

Se os pensamentos da pessoa estiverem firmemente orientados para Deus, o resultado será o melhor possível. Mas, se seus pensamentos não forem fortes o suficiente, o conceito talvez se realize, porém produzindo um resultado de qualidade um pouco inferior. É isso o que pode acontecer.

Una-se a Deus e continue se esforçando sem se prender a um período de tempo específico

Quanto às três casas que mencionei, se eu tivesse usado meu livre-arbítrio e insistido que "a primeira é a melhor, então vou alugá-la e pronto", o que teria ocorrido? Apesar da preocupação do dono quanto à reputação do nosso grupo religioso, qual teria sido o desfecho se eu tivesse dito: "Não, não somos uma religião, mas um grupo baseado na ciência", tentando influenciá-lo para que me alugasse a propriedade? E se eu tivesse feito de tudo para convencê-lo, oferecendo até pagar um aluguel maior que o estipulado? Talvez conseguisse alugar a casa, já que não tinha ideia das outras que surgiriam em seguida. No entanto, na mesma hora desviei minha atenção e pensei: "Com certeza aparecerá outra casa para alugar".

Os resultados foram como relatei. O tempo que levou para minha esperança se concretizar foi de apenas dois meses.

Portanto, não é possível determinar o fator "tempo" com exatidão, pois ele flui aqui na Terra de um modo um pouco diferente do que no Céu. Além disso, as condições iniciais podem variar um pouco. De qualquer forma, se você tem um desejo realmente forte e ele está sintonizado com Deus, pode esperar bons resultados. Este vínculo com Deus é de fato fundamental.

Mostrei um caso de autorrealização usando minha experiência. Como você pode ver, é importante ter uma forte convicção de que as coisas terão um desfecho positivo, e que um caminho irá se abrir. Nesse meio-tempo, você precisa continuar avançando sem hesitar e não se prender a um período de tempo predeterminado. Nesse processo, se você continuar fazendo os esforços que julgar necessários, sempre encontrará um caminho para avançar.

Você não deve hesitar diante de alguns contratempos. Não deixe que tirem seu entusiasmo. Se você vacilar nessa hora, nunca irá alcançar de verdade a autorrealização. Em primeiro lugar, tenha confiança e fique firme. Então, se conseguir ter fé que seus desejos irão se realizar, isso com certeza acontecerá.

• Correta Mentalização •

Fique firme e acumule conhecimentos básicos e experiências

O mesmo pode ser dito sobre a fundação da Happy Science. Precisei esperar cerca de cinco ou seis anos até finalmente dar início à Happy Science. O fato de ter levado tanto tempo para começar uma atividade tão importante pode ter parecido proposital, mas precisei desse período para estudar e ganhar experiência.

Apesar disso, ter de aguardar um longo período pode ser muito frustrante e deixá-lo impaciente, porque mesmo que a direção já esteja indicada, você se sente impedido de avançar. Embora os trilhos já estejam colocados, ainda não é possível correr à velocidade de um trem-bala, e andar num trem lento pode ser frustrante. É duro, mesmo que você saiba que está avançando.

Esse é o ponto mais crucial na prática da Correta Mentalização. É nessa hora que a perseverança se torna necessária; o importante é ter uma atitude firme, bem assentada, e ao mesmo tempo avançar lentamente, com cuidado, enquanto vai acumulando reservas.

Conforme você for traçando planos com base no que vai acumulando durante o período inicial mais lento, irá ganhar velocidade para realizar suas metas e compensar o atraso.

Afinal, lançar bons alicerces é fundamental. Assim como ocorre ao julgarmos as coisas, e com tudo mais, sem conhecimento básico e experiência fica difícil entender a essência das coisas. Porém, se você tem esses recursos, pode estar certo de que haverá um bom desenvolvimento.

Um caminho irá se abrir se você eliminar os pensamentos negativos a respeito de si e assumir um estado de espírito alegre

Até aqui, descrevi a ideia geral da Correta Mentalização. A certa altura, esse caminho terá uma bifurcação: se você seguiu por ele da maneira correta, encontrará a felicidade; se não, será levado à infelicidade.

Portanto, a primeira coisa a fazer é verificar se você tem pensamentos e sentimentos que o levam à autonegação e à autopunição, se tem a tendência de acusar os outros e desejar-lhes o mal.

Se você não nutrir uma disposição alegre, positiva, nunca encontrará um caminho para avançar. Não se pode ter expectativa de ser feliz se a mente é constantemente ocupada por pensamentos como: "Eu realmente não sou bom o suficiente"; "Sou um estúpido"; "Fiz um monte de coisas erradas no passado"; "Sempre cometo erros"; e "Sou feio, pouco inteligente, não tenho talento e não há como consertar essas coisas". Você precisa se livrar desse tipo de pensamento e substituí-lo por afirmações positivas como: "Sou amado por Deus"; "Não há como me sentir infeliz estudando como estou na Happy Science"; e "Preciso apenas de um pouco mais de paciência, então, vou continuar dando o meu melhor". Assim, um caminho com certeza irá se abrir.

E quando isso ocorrer, você precisará se esforçar ao máximo. Substitua tudo o que estiver negativo em sua mente e preencha-a de positividade e de um estado de espírito alegre.

Tampouco há a menor possibilidade de ser feliz se você odeia os outros. É impossível ser feliz quando abrigamos ressentimentos, inveja e ciúmes dos outros; por isso, esforce-se para eliminar essas tendências.

8

A importância de esquecer

Aprenda a valorizar a técnica de esquecer

Aqui está uma verdade importante. Para ser verdadeiramente capaz de praticar a Correta Mentalização, é indispensável saber usar a técnica de "esquecer". É fundamental que você valorize essa técnica.

Se você constata que está preso a certos pensamentos recorrentes, pare de se submeter a eles, se não eles continuarão impedindo sua autorrealização. Portanto, aprenda a valorizar a técnica do esquecimento. Essa também é uma qualidade importante.

Esquecer não significa simplesmente deixar de olhar as coisas ruins e lembrar só das que lhe parecem convenientes. Ao contrário, esquecer é também um "ato de amor". Por exemplo, esquecer coisas que os outros tenham lhe dito e que o deixaram perturbado.

Com a autorreflexão, perdoe a si mesmo e mude rapidamente os seus pensamentos

É importante também perdoar a si mesmo.

Você pode refletir sobre pensamentos e atos passados, mas eles não podem ser mudados. Não é possível cancelar o que já foi feito. Se você já tentou se corrigir ao máximo pelos seus maus pensamentos e atos passados, então perdoe também a si mesmo. Isso é muito importante.

O que você deve fazer nessas situações é tentar melhorar sua vida, acumular mais méritos. Não se trata apenas de tapar os buracos que abriu no passado, ou de tentar compensar o que fez de errado. Depois que fizer o que está ao seu alcance, recomendo que você repare os erros passados e viva a partir de agora uma vida mais positiva.

Quem não consegue empregar adequadamente essa técnica de esquecer fracassa em seu esforço de seguir a Correta Mentalização. Em outras palavras, trata-se de você mudar rapidamente sua atitude ou mentalidade. Pessoas que são lentas em mudar suas atitudes mentais permitem que a infelicidade se arraste.

Depois que uma situação irreversível ocorre, podemos compensá-la produzindo boas realizações. Bons atos ou boas ações sempre se espalham e afetam outras pessoas. Já que é impossível desfazer ações do passado, por que não repará-las cinco ou dez vezes fazendo coisas boas? Com isso sua dívida fica quitada.

De novo, lembre-se, por favor, da importância de saber esquecer.

Sugira essa técnica de esquecimento àqueles que não conseguem esquecer infortúnios passados

Isso vale sobretudo para as mulheres, pois muitas delas têm maior dificuldade para esquecer.

Seria ótimo se a mulher aplicasse mais sua boa memória nos estudos, por exemplo, mas em vez disso há uma tendência entre as mulheres de preservar uma memória excelente para as emoções. Isso às vezes não é muito útil, pois gera infelicidade. A lógica que uma mulher com essa tendência costuma usar pode ser expressa em frases como: "Antes você me tratava com palavras doces, e agora não é mais assim. Não aceito isso".

Uma esposa pode se queixar ao marido dizendo coisas como: "Ao me pedir em casamento, você me encheu de elogios..."; "Dizia que eu seria a melhor esposa do mundo"; ou, então: "Você me achava uma cozinheira excelente, e agora diz que minha comida tem um gosto horrível". Eu acredito que muitas esposas fazem comentários ao marido do tipo: "Você é o pior dos homens que conheço", "Sua atitude atual é uma coisa imperdoável" e assim por diante.

Isso revela que elas possuem uma memória seletiva que tende a ser negativa. Esse aspecto torna as mulheres infelizes. Portanto, se você está tendo problemas com alguém que tem ótima memória, recomendo que mostre a essa pessoa a importância de saber esquecer. Aconselhe-a dizendo: "Esquecer é um pré-requisito para se tornar uma ótima pessoa". Então, talvez ela aprenda gradualmente a não esperar tanto por elogios, a ter um humor mais sereno no dia a dia.

Isso vale particularmente para aqueles maridos cujas esposas têm excelente memória. Se não ajudarem as esposas para que se esforcem e esqueçam certas coisas, elas guardarão ressentimentos por muito tempo.

Acho importante alertar que "saber esquecer é uma grande virtude". No mínimo, você será capaz de acalmar uma esposa agitada.

Afinal de contas, não conseguir esquecer é uma das causas da infelicidade. Uma memória seletiva que produza muita infelicidade não pode ser uma coisa boa; por isso, muitas vezes o melhor é apenas esquecer. Algumas mulheres tendem a pensar e repensar certas coisas por longo tempo e acabam atormentando a si mesmas; portanto, o melhor é aprender a esquecer certos eventos, até mesmo na hora em que ocorrem.

Basicamente, minha recomendação aos maridos é que nessas situações pratiquem o pensamento positivo. Isso significa incentivar a esposa dizendo coisas como: "O futuro trará dias melhores", para levá-la a ter esperança no futuro. Assim, a atmosfera em casa ficará mais agradável.

Falei aqui sobre a Correta Mentalização. Em algumas tradições budistas, a Correta Mentalização é interpretada como "correta memória". A questão nesse caso é se a pessoa memorizou com precisão os ensinamentos de Buda. Isso pode ser uma prática útil em conexão com a Correta Meditação, que é o assunto do próximo capítulo.

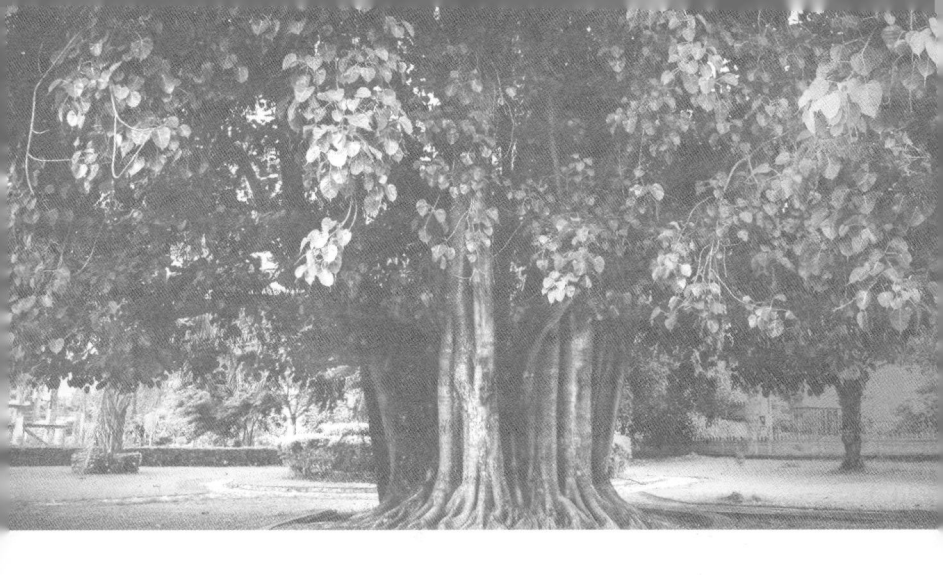

Capítulo 9

Correta Meditação

正
定

Palestra ministrada em 28 de janeiro de 1989,
na Sala de Treinamento da Happy Science, Tóquio

• Correta Meditação •

1

A serenidade interior é o primeiro passo para a felicidade

Vou falar agora sobre a Correta Meditação. Há uma parte muito difícil na Correta Meditação, já que neste mundo terreno não foram suficientemente definidos o método nem a verificação dos resultados e efeitos da meditação. Isso porque questões a respeito de "como começar a meditar" e "qual deverá ser o resultado" são deixadas a critério da experiência pessoal e não há como verificá-las de modo adequado. Nesse sentido, estes são aspectos extremamente difíceis da meditação.

Desejo explicar agora por que existe a Correta Meditação nos Oito Corretos Caminhos. Eu gostaria de ressaltar que "meditar corretamente" é na realidade uma técnica para alcançar a felicidade. Uma das causas da infelicidade é ter a mente agitada e perturbada por frustrações e inseguranças.

A estabilidade mental é mais importante do que você imagina. Ninguém é feliz quando tem a mente perturbada ou tomada por uma corrente vertiginosa de pensamentos. Esse é um estado muito sofrido.

Portanto, se ao observar o estado da sua mente ela lhe parecer muito transparente e tranquila, então no mínimo você já deu o primeiro passo rumo à felicidade. Entretanto, se seu ânimo está sempre tumultuado, se não consegue colocar foco em seus pensamentos, se não dorme bem à noite porque sente a mente perturbada, então são tristes indícios de que você caiu em um estado de infelicidade.

Qual seria, então, a melhor maneira de controlar ou acalmar a mente quando ela está perturbada, como águas agitadas?

Em relação a essa questão, já me referi antes ao "ponteiro da mente". Em certo sentido, a mente humana é como um dos ponteiros do relógio. Quando está perturbada, podemos descrevê-la como se o ponteiro estivesse virado para baixo e oscilando como um pêndulo. Você precisa fazê-lo mudar de direção, para que o ponteiro gire lentamente e aponte para cima, como um metrônomo.

O que seria necessário para isso? Até agora, discuti principalmente questões internas – aquilo que está em sua mente ou o que você pensa. Mas a Correta Meditação também usa abordagens da mente por meios externos. Em outras palavras, trata-se de tentar reequilibrar seu estado mental usando técnicas não mentais.

2

Comece a autorreflexão com exercícios de respiração

Com uma respiração harmonizada, seu estado mental se tranquiliza e permite que a Luz entre

Para ser mais específico, é natural começar a autorreflexão com exercícios de respiração. Ao regular sua respiração, as instabilidades ou irritações da mente ficam atenuadas.

Isso vale também como uma defesa contra espíritos malignos. Quanto ao que fazer quando surgem espíritos malignos, uma das medidas mais eficazes são os exercícios de respiração. Se você respira fundo e continua com a atenção focada durante um tempo na sua respiração, aquilo que estiver irritando sua mente irá desaparecer e ela voltará a ficar tranquila. Além disso, quando você controla a respiração, a Luz consegue entrar. É bem intrigante, mas é isso o que ocorre quando você põe em prática esse método.

Outra ideia é "respirar devagar quando sentir que está ficando com raiva". Se você respira fundo antes de ficar enfurecido, sua raiva pode ser controlada. Não sei se já experimentou isso. Na hora em que você ergue o punho, se conseguir respirar fundo, sua raiva diminui. Esse fenômeno misterioso costuma ocorrer, e pode também ser visto como uma das misericórdias que nos foram concedidas. De fato, fomos dotados de uma maneira de controlar e harmonizar a mente por meio da respiração.

E a respiração tem um sentido mais positivo que o de simplesmente harmonizar a mente. É que "harmonizar a mente por meio da respiração coloca o ponteiro da mente na direção do Mundo Celestial".

Quando não conseguir pensar com clareza, experimente praticar a respiração profunda

Algumas pessoas podem não ser boas na autorreflexão ou sentir dificuldades para clarear a mente. Se for esse seu caso, é provável que sua respiração seja rasa, isto é, você inspira e expira de maneira superficial, apenas com um leve movimento da garganta e dos pulmões. Mas, se ao inspirar você focalizar a atenção e o esforço na sua barriga e permitir que entre mais ar, será capaz de pensar com mais clareza.

Portanto, se tiver dificuldades com a autorreflexão, experimente fazer os exercícios de respiração profunda com foco na barriga. Inspire e expire profundamente por alguns momentos, e assim as distrações e a ansiedade irão diminuir.

Se você não consegue praticar a autorreflexão, é possível que esteja sendo possuído por um espírito maligno. Contudo, mesmo que não se trate de um espírito maligno, se sua mente ficar sempre cheia de pensamentos instáveis, começarão a brotar ideias confusas na sua cabeça, como se fossem bolhas, formando uma espécie de película que precisa ser removida. Se tiver pensamentos dispersivos circulando pela sua cabeça, você precisa se livrar deles. E os exercícios de respiração são uma das maneiras mais eficazes de conseguir isso.

A respiração afeta a circulação do sangue e aumenta a quantidade de oxigênio no corpo. Em termos físicos, o aumento na ingestão de oxigênio permite que o corpo funcione melhor, e você então consegue pensar mais claramente. Respirar ar fresco pode também deixar sua mente mais clara. Essas são condições externas, mas é necessário levá-las em conta.

3

Receber Luz do Mundo Celestial

O nível de serenidade que você consegue por meio dos exercícios de respiração está intimamente relacionado ao "nível de sintonia com as elevadas dimensões espirituais que você consegue alcançar".

Aqueles que têm boa experiência de meditação conseguem controlar a mente depois de fazer os exercícios respiratórios por um breve tempo. E ficam visivelmente mais calmos. À medida que você avançar na meditação, será capaz de afastar pensamentos dispersivos com duas ou três respirações apenas. Eu gostaria que tentasse atingir esse nível, se possível.

No entanto, há ocasiões em que os exercícios de respiração não são suficientes para você controlar a mente e se concentrar. Isso ocorre quando você está fisicamente muito cansado. Nesse caso, os exercícios de respiração não serão suficientes. Se for uma fadiga física leve, talvez consiga clarear a mente conforme continuar respirando fundo, mas se a fadiga for extrema, não espere grandes resultados. Nessas horas, você precisa primeiro descansar o corpo. Cuide primeiro do corpo, descanse, e depois tente controlar a mente, para que ela se concentre por meio dos exercícios de respiração.

Qual o benefício de alcançar serenidade interior? É que desse modo você é capaz de receber Luz do Mundo Celestial. Isso ocorre de forma bem imediata. Quando sua mente está calma e centrada, a Luz entra. O resultado de receber Luz é que a sua personalidade então se abrilhanta.

Já aconteceu com você de encontrar uma pessoa que parece pálida ou doente, mas que vai ficando revigorada a partir do momento em que você começa a conversar com ela? Já passei por isso várias vezes, e nessas ocasiões constato que é a Luz que está fluindo. As preocupações da pessoa se dissolvem e suas frustrações e turbulências ficam sob controle. Além disso, os seus espíritos guardiões enviam-lhe sinais. Nessa hora, o rosto da pessoa se ilumina de satisfação. Pode ser um exagero dizer que ela fica com "estrelas nos olhos", mas é esse o estado de ânimo que ela muitas vezes experimenta.

4

Unir-se a Deus ou Buda

A Correta Meditação é um meio de se unir a Deus ou Buda

A seguir, eu gostaria de detalhar melhor a Correta Meditação. Talvez você pergunte a si mesmo: como membro da Happy Science, o que devo fazer exatamente? Ou como posso chegar à Correta Meditação?

Em primeiro lugar, gostaria que você verificasse se a sua atitude básica nesse momento é a de um esforço contínuo para se tornar uno com Deus ou Buda.

A Correta Meditação não pretende alcançar um espaço onde você possa ficar sozinho, isolado do mundo. A Correta Meditação é o ato de tentar se tornar uno com Deus ou Buda. Quando você tem como meta alcançar esse estado de união infinita com Ele, está na realidade almejando o estado de Tathagata. Essa é a meta da Correta Meditação.

Você pode adotar uma postura ao se sentar e uma posição das mãos que o ajudem a meditar

O que você deve fazer na prática de ter em mente "tornar-se uno com Deus ou Buda"?

Não quero ser específico demais quanto à melhor postura para se sentar ou quanto à maneira de juntar as mãos. Isso porque se você ficar atento em demasia no estilo, irá se dispersar com os detalhes e será incapaz de se concentrar no fundamento. O mais importante é a mente, o estilo é apenas um fator de apoio, um auxílio, porque se você adotar uma postura e um estilo difíceis de manter perderá a concentração e não fará progressos.

Portanto, a postura pode diferir de uma pessoa para outra, mas sugiro que, qualquer que seja, você se sente com as costas bem eretas.

Também é bom encontrar uma postura que lhe permita respirar profundamente. Tem de ser uma postura na qual você inspire e expire profundamente sem problemas.

Quanto à posição das pernas, você pode se sentar no estilo *seiza*, com os joelhos encostados no chão, juntos, e sentando sobre as pernas dobradas; porém, se não conseguir manter essa posição por muito tempo, é melhor sentar-se de pernas cruzadas, ou, no caso das mulheres, sentar-se com as pernas dobradas para um dos lados, com uma das coxas encostada no chão. Além disso, quero destacar que se você ficar encurvado, dificilmente conseguirá centrar sua mente.

• Correta Meditação •

Quanto às mãos, há várias maneiras de posicioná-las, cada uma com determinado significado, mas o estilo mais popular é juntar as mãos como em oração. As mãos em oração assumem o formato de uma antena, e isso permite que você fique mais receptivo espiritualmente. Ao mesmo tempo, a luz espiritual é irradiada de suas mãos. É pelas mãos que sai a luz espiritual, e podemos até tratar doenças pela imposição das mãos. A mão direita emite correntes espirituais particularmente fortes. É sempre pelas mãos que a corrente espiritual flui para o exterior.

Ao juntar as mãos, você cria um "campo magnético". Ao juntar as mãos em oração, com as pontas dos dedos voltados para cima, você envia uma espécie de sinal de transmissão. Isso tem o efeito de criar uma conexão, e abre um canal para uma resposta espiritual. Por isso, as mãos juntas em oração, com os dedos apontados para cima, são o estilo mais popular.

Onde você deve posicionar as mãos unidas em oração? Isso também depende do estilo adotado. Um dos estilos é elevar as mãos em oração até a altura da boca, mas essa postura tem a desvantagem de não poder ser sustentada por muito tempo. Portanto, recomendo colocar as mãos diante do peito. Essa é uma maneira de promover a comunicação ou interação com espíritos.

No entanto, se você gosta de se concentrar na autorreflexão, ficar com as mãos elevadas também pode ser difícil. Depois de um tempo, você talvez se disperse por ter de manter as mãos elevadas e não consiga aprofundar a autorreflexão.

Nessa hora, você pode soltar as mãos da posição em oração e pousá-las suavemente no colo. Alguns praticantes de ioga descansam as mãos no colo com as palmas voltadas para cima, mas há pessoas que têm dificuldade em se concentrar nessa posição, portanto, você pode também deixar as palmas para baixo. Escolha uma posição na qual você se sinta bem relaxado.

Em suma, trata-se de encontrar a postura que você ache mais confortável para centrar sua mente. Na verdade, não há nenhuma exigência de postura. Ficar deitado também é aceitável. Plantar bananeira, também. Você pode meditar até tomando banho. Mas é difícil a pessoa sentir que está meditando se ela não assume uma aparência adequada; por isso, é bom encontrar uma posição particular, que lhe permita se sentir fora das atividades rotineiras.

Assim, seu modo particular de meditar será uma maneira de criar esse distanciamento das suas atividades do dia a dia.

5

O estilo de Correta Meditação na Happy Science

Primeiro recite "As Palavras da Verdade Proferidas por Buda" e em seguida comece a praticar a concentração espiritual

Agora, eu gostaria de dar algumas sugestões para a prática da Correta Meditação na Happy Science. Primeiro, é preciso harmonizar sua frequência de onda espiritual; portanto, gostaria que você respirasse fundo por um tempo e depois, se possível, recitasse "As Palavras da Verdade Proferidas por Buda"[13] – o sutra básico da Happy Science. Isso não deve levar mais que dez minutos. Então, se quiser fazer a autorreflexão, essa é uma boa hora. Você pode começar a autorreflexão pelos Oito Corretos Caminhos, seguindo as orientações práticas explicadas a seguir. Se quiser orar, sugiro que use o livro de orações da Happy Science ou a "Oração a El Cantare"[14].

O tempo destinado a essas práticas espirituais varia de uma pessoa para outra. Mas estender-se por muito tempo pode tornar o esforço menos eficaz. Essas práticas não

---

[13] Sutra disponível aos membros da Happy Science. Entre em contato com a unidade mais próxima para mais informações (ver Contatos, à pág. 263).
[14] *Ibidem.*

devem ser um evento esporádico; é bom reservar determinada hora que se encaixe bem na sua programação diária. Se você é muito ocupado, dificilmente poderá dispor de muito tempo, então considere que é melhor definir períodos mais curtos, que você consiga tornar parte da rotina diária sem criar conflitos de tempo. Será ótimo se conseguir reservar de quinze a trinta minutos por dia para essas práticas espirituais.

"As Palavras da Verdade Proferidas por Buda" foram criadas pela força vital de Buda e incorporam a Luz com vibrações extremamente poderosas

Sugeri que você comece recitando "As Palavras da Verdade Proferidas por Buda". A razão é que elas compõem um sutra formado por *kotodamas*, isto é, palavras de poder espiritual, e que, portanto, têm Luz e vibrações extremamente poderosas. Todas as palavras desse sutra têm essa qualidade. O sutra contém palavras convencionais, mas a diferença é que o som de cada palavra e a maneira de dispô-las produz um ritmo de Luz. Como se fosse um acorde musical, o arranjo das palavras emite um sinal que é enviado ao Mundo Celestial. Ao observar com meu olho espiritual uma pessoa recitando "As Palavras da Verdade Proferidas por Buda", posso ver nitidamente esferas de luz saindo de sua boca.

• Correta Meditação •

A recitação deste sutra tem tal poder que age para evitar a aproximação de espíritos malignos, e também remove pensamentos ruins ou desarmoniosos. Uma boa ideia é, como primeiro passo, eliminar essas influências negativas antes de iniciar a meditação. Entrar em uma concentração espiritual enquanto a pessoa se sente possuída por um espírito maligno ou outras entidades desse tipo é perigoso. Gostaria de chamar sua atenção para esse tipo de risco.

Minha sugestão é que você crie o hábito de recitar "As Palavras da Verdade Proferidas por Buda" antes de iniciar a concentração espiritual.

Como você deve saber, "As Palavras da Verdade Proferidas por Buda" constituem um sutra composto por palavras que refletem a força vital de Buda. Portanto, ao recitá-lo, você atrai a Luz da Happy Science, e fica empoderado por ela. Embora a Happy Science transmita ensinamentos variados, no seu cerne ainda vibra o espírito do budismo. Assim, ao recitar "As Palavras da Verdade Proferidas por Buda", cria-se um caminho de conexão com a Luz central. Recitar esse sutra abre esse canal.

Não tente escolher assuntos demais ao praticar a autorreflexão: concentre-se em apenas um por vez

Ao praticar a autorreflexão, não escolha assuntos ou detalhes demais. É melhor dedicar-se a um por vez. Uma boa ideia é se concentrar primeiro em um dos caminhos, por exemplo, a Correta Expressão ou a Correta Visão, ou outro qualquer, e depois ir estreitando mais a gama de assuntos sobre os quais irá refletir.

Você pode também se concentrar em determinada fase na qual tenha ficado muito perturbado, e refletir sobre o que pensou e fez na época. Essa atitude é importante. É muito melhor fazer um pouco de cada vez do que ser muito ambicioso e acabar não fazendo nada.

Se estiver fisicamente doente, será melhor estudar a Verdade, em vez de tentar praticar a concentração espiritual

Sugeri praticar a concentração espiritual depois de recitar "As Palavras da Verdade Proferidas por Buda". No entanto, fazer isso pode ser um pouco arriscado se você está fisicamente doente, com perturbações espirituais evidentes ou tendo delírios, ou seja, mostrando que está vulnerável à influência de espíritos. O que se recomenda para pessoas nessas condições é não praticar a concentração espiritual e procurar outras atividades, como ouvir um dos meus CDs de recitação de sutras ou de ensinamentos, assistir a um DVD das minhas palestras ou ler um livro sobre a Verdade. Eu gostaria que nesse caso você concentrasse sua energia nos esforços para estudar a Verdade. Depois, quando sua condição melhorar, poderão voltar a realizar a concentração espiritual.

Quando começam a ocorrer fenômenos espirituais, a pessoa deve parar de meditar por um tempo, e não deve se alegrar por vivenciar fenômenos espirituais. Em vez disso, deve primeiro procurar ter consciência de seu estado mental e determinar se está sob uma influência boa ou ruim. Se você vê que não está em boas condições e experimenta fenômenos espirituais, é melhor interromper a prática da meditação. Crie coragem e pare.

Neste capítulo abordei os métodos para a prática da Correta Meditação.

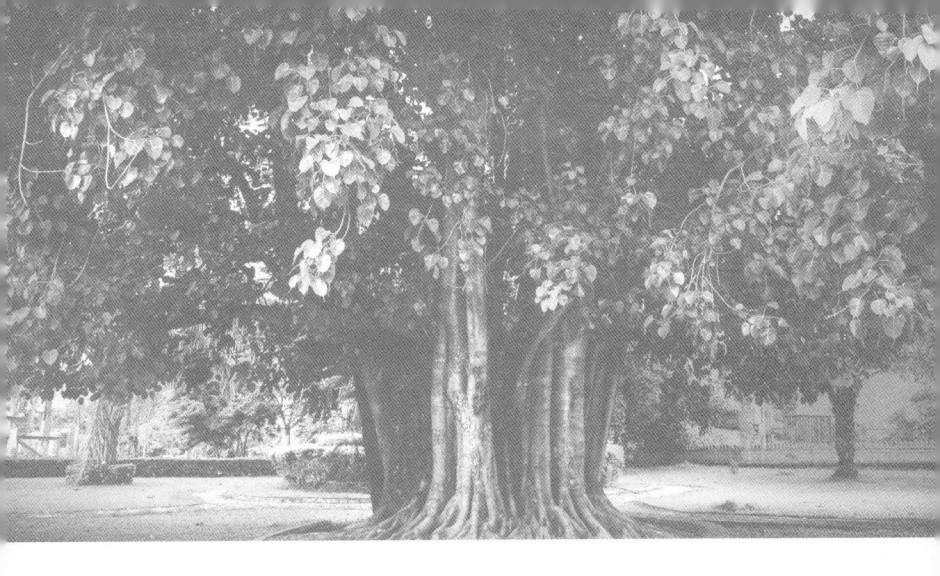

Capítulo 10

Declaração Geral

*A importância dos Oito Corretos Caminhos
no mundo atual*

Palestra ministrada em 28 de janeiro de 1989,
na Sala de Treinamento da Happy Science, Tóquio

• Declaração Geral •

Qual o propósito dos Verdadeiros Oito Corretos Caminhos?

Por fim, como declaração geral, vou fazer um resumo dos métodos de autorreflexão.

Eu gostaria de ressaltar três pontos importantes para poder responder às seguintes questões: "Por que você precisa dos Verdadeiros Oito Corretos Caminhos?" e "Qual é o propósito deles?".

1) Adaptação dos Oito Corretos Caminhos à sociedade moderna

O primeiro aspecto que revela a importância dos Verdadeiros Oito Corretos Caminhos é a necessidade de corrigir a situação atual, uma vez que o verdadeiro espírito dos Oito Corretos Caminhos ensinados por Shakyamuni se perdeu ao longo de um período de tempo que abrange mais de 2.500 anos. Eles foram interpretados de diversas maneiras por estudiosos do budismo, mas sua essência continuou obscura.

Além disso, não foi dada nenhuma resposta satisfatória a algumas questões. Por exemplo: "Como devemos usar os Oito Corretos Caminhos?" e "Qual é seu verdadeiro sentido?".

Portanto, tenho ensinado os Oito Corretos Caminhos, o chamado "tesouro secreto da humanidade", de uma maneira que possam ser aplicados de maneira prática na sociedade moderna. Os Oito Corretos Caminhos não devem ser um ensinamento que está além do alcance das pessoas que querem fazer uso deles. O primeiro ponto importante dos Verdadeiros Oito Corretos Caminhos é você conseguir praticar seus princípios quando eles são explicados com clareza.

2) Os Oito Corretos Caminhos como meta da disciplina espiritual

O segundo ponto importante dos Verdadeiros Oito Corretos Caminhos é que eles oferecem metas claras da disciplina espiritual.

A interpretação que cada pessoa irá fazer deles vai depender do sentido atribuído à palavra "iluminação". Quanto à iluminação, só posso dizer que se trata de algo sem limites. Ninguém em sã consciência pode afirmar: "Eu alcancei a iluminação definitiva!". Você pode conseguir ficar às portas da iluminação ou manter certo nível de iluminação, mas é impossível saber se você está de fato iluminado ou não, até que retorne ao outro mundo.

A aprendizagem espiritual prossegue ao longo de toda a vida. Ela é um processo.

• Declaração Geral •

Assim, saiba que se você achar que já "alcançou o suficiente" em termos de iluminação, isso será o início do seu retrocesso. Mesmo que a pessoa consiga elevar o nível de seu estado mental, o que acontece depois disso vai depender do esforço que ela fizer. Quanto ao nível espiritual, algumas pessoas continuam avançando, outras apenas mantêm o mesmo nível e outras regridem. Se você examinar com objetividade algum ano em particular da sua vida ou da vida de alguém, verá que sempre há períodos de progresso e períodos de retrocesso.

Mesmo que a pessoa já tenha alcançado certo nível em seu estado mental, não há garantia de que esse nível será mantido dali a um mês. E muito mais difícil ainda é prever como estará seu estado mental daqui a um ano.

Com essa finalidade, a Happy Science promove exames para avaliar a "iluminação" de seus membros, mas isso não deve ser mal-interpretado. É possível medir sua evolução e seu estado mental em determinado momento, mas nada garante que eles permanecerão no mesmo nível se as circunstâncias mudarem.

Você pode passar por uma série de incidentes, e ao longo da vida enfrentamos situações muito diferentes. O tema principal de sua disciplina espiritual no futuro será conseguir manter o mesmo estado. E os Verdadeiros Oito Corretos Caminhos nos foram dados justamente para conseguir superar os desafios de cada incidente ou evento imprevisto. Mesmo que você tenha alcançado uma vez a iluminação, lembre-se de que isso não é definitivo. Por isso, é fundamental aplicar os Verdadeiros Oito Corretos Caminhos durante o tempo em que você vivencia as mudanças de circunstâncias da vida, a fim de remover quaisquer nebulosidades ou impurezas da mente.

Além disso, como mencionei no capítulo sobre a Correta Mentalização, é essencial se aprimorar para criar um futuro correto. Você precisa continuar lutando com todas as suas forças para manter seu estado mental, enfrentando os vários desafios que irão ocorrendo, de acordo com a sua posição, com o papel que você desempenha e com o ambiente à sua volta.

Praticar os Verdadeiros Oito Corretos Caminhos é algo que você continua fazendo até o fim da vida, ou até concluir nessa vida terrena a sua disciplina espiritual, que talvez prossiga na próxima vida. O estilo pode mudar um pouco, mas acredito que essa prática continuará e irá adentrar pela sua próxima encarnação.

Portanto, não importa quão importante seja o papel que você desempenha ou o quanto você seja alguém bem avaliado pelos outros: certifique-se sempre de praticar a autorreflexão com base nesses pontos. Essas oito abordagens da autorreflexão são, por assim dizer, "válvulas de segurança". São postes de sinalização para orientar sua vida e evitar que ela se desvie do caminho.

• Declaração Geral •

3) Os Oito Corretos Caminhos como princípios para criar uma utopia

O terceiro aspecto importante dos Verdadeiros Oito Corretos Caminhos é que eles podem servir de princípios para criar uma utopia.

Já falei sobre o tema da utopia em diversas ocasiões, usando expressões como: "de uma pequena utopia rumo a uma grande utopia" e "de uma utopia pessoal a uma utopia pública". O que isso quer dizer?

Em primeiro lugar, a utopia a que me refiro consiste em dois tipos de reinos: um deles é o mundo da mente, o mundo interior; o outro é o mundo terreno, onde os seres humanos vivem, ou o mundo externo. A criação da "pequena utopia" ou "utopia pessoal" começa quando a pessoa assume o controle da própria mente e protege de forma resoluta seu reino interior.

Desse modo, criar uma utopia no seu mundo interior por meio da prática dos Verdadeiros Oito Corretos Caminhos será também uma maneira de iluminar o mundo exterior.

Quando vistas com olhos espirituais bem lá do alto, as pessoas cuja mente se tornou esclarecida com a prática dos Verdadeiros Oito Corretos Caminhos, e que recebem a Luz de Deus ou Buda, parecem emitir luz, como se fossem velas acesas ou faróis. Dão a impressão de que o fogo Divino desceu até os lugares em que estão. A paisagem inteira ganha o aspecto de uma visão urbana noturna, apreciada do alto, como se uma cidade na completa escuridão tivesse sido iluminada com pequenas luzes, aleatoriamente acesas uma por uma.

Eu gostaria que você soubesse que é dessa maneira que tudo começa. Criar uma utopia no interior da mente de cada pessoa é o ponto de partida para transformar este mundo em uma utopia. É impossível que as ideias se concretizem de uma hora para outra, ou que as reformas políticas, econômicas ou religiosas sejam concluídas num piscar de olhos. Não é bom alimentar falsas ilusões a respeito de um sistema ou ambiente perfeito.

Não devemos esperar que um personagem ideal nos traga tudo o que desejamos, ou que surjam circunstâncias perfeitas que irão nos trazer felicidade. Essas maneiras de pensar são pouco realistas.

A autotransformação permite alcançar a verdadeira felicidade denominada iluminação

Por favor, ilumine o lugar onde você está, enquanto enfrenta e supera seus próprios desafios e problemas. Eu gostaria que soubesse que a maneira de acender a própria luz consiste em simplesmente seguir os Verdadeiros Oito Caminhos Corretos. Espero que, ao praticá-los, você possa acender o pavio de sua vela ou lamparina.

• Declaração Geral •

É responsabilidade de cada um acender sua luz. É tarefa de cada pessoa fazer sua lamparina brilhar. Eu posso ensinar a acender esse fogo, mas quem irá acendê-lo será cada pessoa. Se não há chama, provavelmente é porque você não está se esforçando para acender o fogo.

O ato de acender uma chama nada mais é do que se esforçar em sua autotransformação. Aqueles que não têm essa disposição de mudar a si mesmos, de voltar sua mente na direção da mente de Deus ou Buda, não serão muito bem-vindos à Happy Science.

A Happy Science não foi feita para servir essas pessoas. A Happy Science mostra a você o caminho certo e o ensina a trilhar na direção certa. Porém, enquanto segue na direção correta, cada um tem a responsabilidade de acender o pavio de sua vela e fazê-la brilhar.

Esses esforços é que constituem a verdadeira felicidade denominada "iluminação".

POSFÁCIO

Em termos simples, este livro é uma exposição das metodologias com as quais podemos buscar a iluminação na era moderna. Ao revelar com clareza a maneira adequada de realizar a autorreflexão, que é o principal caminho para a iluminação, este livro também desvenda a essência do budismo de Shakyamuni.

O que eram exatamente os Oito Corretos Caminhos do Buda Shakyamuni? A explicação que apresentei aqui será útil tanto para iniciantes como para especialistas. Como autor, ficarei mais do que feliz se você mantiver este livro à mão para ajudá-lo a guiar sua disciplina espiritual diária.

Ryuho Okawa
Mestre e CEO do Grupo Happy Science
Março de 1989

POSFÁCIO À NOVA EDIÇÃO REVISADA

Neste livro, apresentei os Oito Corretos Caminhos em uma ordem diferente daquela que usei na primeira edição. Eles seguem aqui a ordem adotada pelo budismo tradicional.

De um modo mais específico, voltei à sequência original de Correto Pensamento, Correta Expressão, Correta Ação, e assim por diante.

Na primeira edição desta obra, coloquei a Correta Expressão em primeiro lugar porque nesta minha atual encarnação minha iluminação começou pela Correta Expressão. No entanto, para o objetivo de aprender o budismo, creio agora que é melhor manter a mesma ordem dos Oito Corretos Caminhos usada pelo Buda Shakyamuni.

Além disso, na época em que proferi essas palestras, fazia apenas dois anos e meio que havia abandonado meu cargo numa empresa comercial; por isso, achei adequado que meu comentário fosse orientado mais para os negócios.

Dessa vez, acrescentei também no final de cada capítulo alguns comentários que resumem os ensinamentos mais relevantes do budismo. Se você está avançado em seus estudos, concentrar-se nesses comentários adicionais também será muito útil.

• Os Verdadeiros Oito Corretos Caminhos •

Acredito que seja difícil para as pessoas de hoje compreenderem os Oito Corretos Caminhos, mas quis acrescentar minhas impressões atuais a respeito deles e publicá-los de novo, como um apelo ao mundo.

Ryuho Okawa
Mestre e CEO do Grupo Happy Science
30 de maio de 2020

SOBRE O AUTOR

Ryuho Okawa nasceu em 7 de julho de 1956, em Tokushima, Japão. Após graduar-se na Universidade de Tóquio, juntou-se a uma empresa mercantil com sede em Tóquio. Enquanto trabalhava na filial de Nova York, estudou Finanças Internacionais no Graduate Center of the City University of New York.

Em 23 de março de 1981, alcançou a Grande Iluminação e despertou para Sua consciência central, El Cantare – cuja missão é trazer felicidade para a humanidade –, e fundou a Happy Science em 1986.

Atualmente, a Happy Science expandiu-se para mais de 160 países, com mais de 700 templos e 10 mil casas missionárias ao redor do mundo. O mestre Ryuho Okawa realizou mais de 3.350 palestras, sendo mais de 150 em inglês. Ele possui mais de 2.900 livros publicados – traduzidos para mais de 37 línguas –, muitos dos quais alcançaram a casa dos milhões de exemplares vendidos, inclusive *As Leis do Sol*.

Ele compôs mais de 450 músicas, inclusive músicas-tema de filmes, e é também o fundador da Happy Science University, da Happy Science Academy (ensino secundário), do Partido da Realização da Felicidade, fundador e diretor honorário do Instituto Happy Science de Governo e Gestão, fundador da Editora IRH Press e presidente da New Star Production Co. Ltd. e ARI Production Co. Ltd.

• Os Verdadeiros Oito Corretos Caminhos •

Grandes conferências transmitidas para o mundo todo

As grandes conferências do mestre Ryuho Okawa são transmitidas ao vivo para várias partes do mundo. Em cada uma delas, ele transmite, na posição de Mestre do Mundo, desde ensinamentos sobre o coração para termos uma vida feliz até diretrizes para a política e a economia internacional e as numerosas questões globais – como os confrontos religiosos e os conflitos que ocorrem em diversas partes do planeta –, para que o mundo possa concretizar um futuro de prosperidade ainda maior.

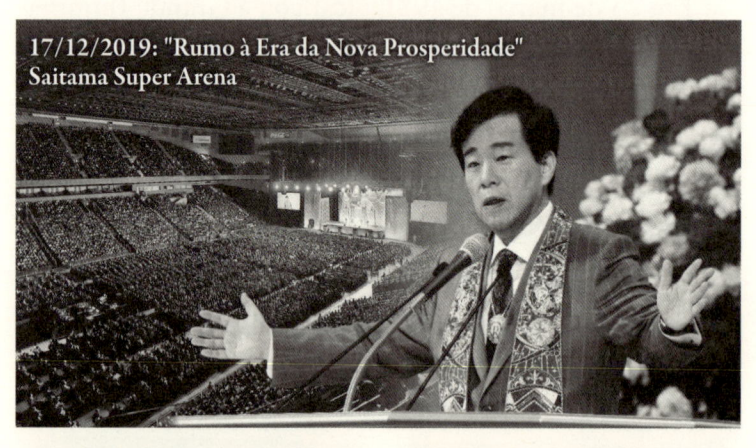

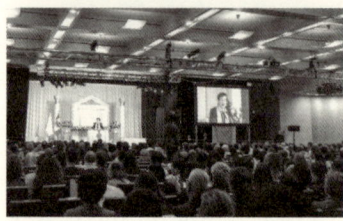

17/12/2019: "Rumo à Era da Nova Prosperidade"
Saitama Super Arena

6/10/2019: "A Razão pela qual Estamos Aqui"
The Westin Harbour Castle, Toronto

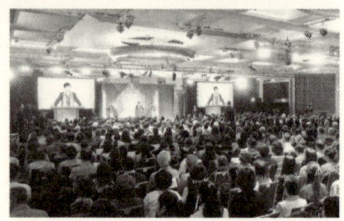

3/3/2019: "O Amor Supera o Ódio"
Grand Hyatt Taipei

O QUE É EL CANTARE?

El Cantare significa "Luz da Terra" e é o Deus Supremo da Terra que vem guiando a humanidade desde o início da gênese. Ele é aquele a quem Jesus chamou de Pai e Muhammad chamou de Alá, e é o Criador no xintoísmo, Ameno-Mioya-Gami. Diferentes partes da consciência central de El Cantare desceram à Terra no passado, uma vez como Alpha e outra como Elohim. Seus espíritos ramos, como o Buda Shakyamuni e Hermes, desceram à Terra muitas vezes e ajudaram no desenvolvimento de muitas civilizações. Para unir diferentes religiões e integrar distintos campos de estudo com o objetivo de construir uma nova civilização, uma parte de Sua consciência principal veio à Terra como mestre Ryuho Okawa.

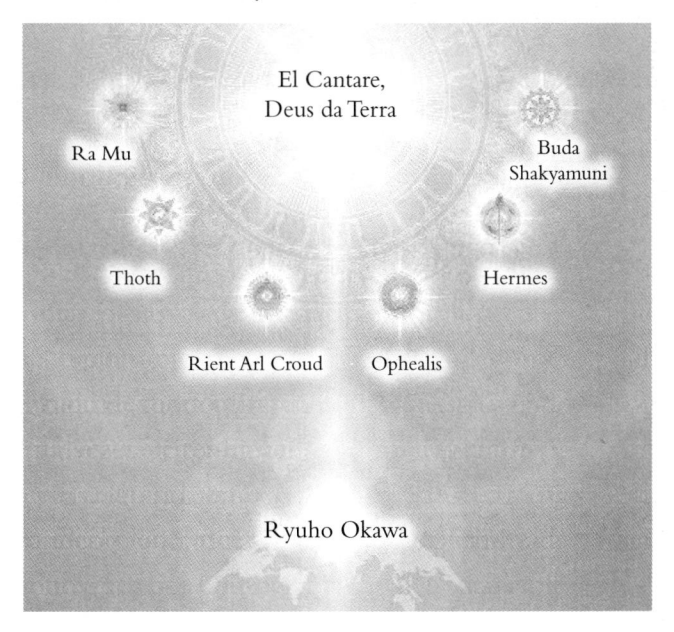

El Cantare, Deus da Terra

Ra Mu

Buda Shakyamuni

Thoth

Hermes

Rient Arl Croud

Ophealis

Ryuho Okawa

• Os Verdadeiros Oito Corretos Caminhos •

Alpha: parte da consciência central de El Cantare, que desceu à Terra há cerca de 330 milhões de anos. Alpha pregou as Verdades da Terra para harmonizar e unificar os humanos nascidos na Terra e os seres do espaço que vieram de outros planetas.

Elohim: parte da consciência central de El Cantare, que desceu à Terra há cerca de 150 milhões de anos. Ele pregou sobre a sabedoria, principalmente sobre as diferenças entre luz e trevas, bem e mal.

Buda Shakyamuni: Sidarta Gautama nasceu como príncipe do clã Shakya, na Índia, há cerca de 2.600 anos. Aos 29 anos, renunciou ao mundo e ordenou-se em busca de iluminação. Mais tarde, alcançou a Grande Iluminação e fundou o budismo.

Hermes: na mitologia grega, Hermes é considerado um dos doze deuses do Olimpo. Porém, a verdade espiritual é que ele foi um herói da vida real que, há cerca de 4.300 anos, pregou os ensinamentos do amor e do desenvolvimento que se tornaram a base da civilização ocidental.

Ophealis: nasceu na Grécia há cerca de 6.500 anos e liderou uma expedição até o distante Egito. Ele é o deus dos milagres, da prosperidade e das artes, e também é conhecido como Osíris na mitologia egípcia.

Rient Arl Croud: nasceu como rei do Antigo Império Inca há cerca de 7.000 anos e ensinou sobre os mistérios da mente. No mundo celestial, ele é o responsável pelas interações que ocorrem entre vários planetas.

Thoth: foi um líder onipotente que construiu a era dourada da civilização de Atlântida há cerca de 12.000 anos. Na mitologia egípcia, ele é conhecido como o deus Thoth.

Ra Mu foi o líder responsável pela instauração da era dourada da civilização de Mu, há cerca de 17.000 anos. Como líder religioso e político, ele governou unificando a religião e a política.

SOBRE A HAPPY SCIENCE

A Happy Science é um movimento global que capacita as pessoas a encontrar um propósito de vida e felicidade espiritual, e a compartilhar essa felicidade com a família, a sociedade e o planeta. Com mais de 12 milhões de membros em todo o globo, ela visa aumentar a consciência das verdades espirituais e expandir nossa capacidade de amor, compaixão e alegria, para que juntos possamos criar o tipo de mundo no qual todos desejamos viver. Seus ensinamentos baseiam-se nos Princípios da Felicidade – Amor, Conhecimento, Reflexão e Desenvolvimento –, que abraçam filosofias e crenças mundiais, transcendendo as fronteiras da cultura e das religiões.

O **amor** nos ensina a dar livremente sem esperar nada em troca; amar significa dar, nutrir e perdoar.

O **conhecimento** nos leva às ideias das verdades espirituais e nos abre para o verdadeiro significado da vida e da vontade de Deus – o universo, o poder mais alto, Buda.

A **reflexão** propicia uma atenção consciente, sem o julgamento de nossos pensamentos e ações, a fim de nos ajudar a encontrar o nosso eu verdadeiro – a essência de nossa alma – e aprofundar nossa conexão com o poder mais alto.

Isso nos permite alcançar uma mente limpa e pacífica e nos leva ao caminho certo da vida.

O **desenvolvimento** enfatiza os aspectos positivos e dinâmicos do nosso crescimento espiritual: ações que podemos adotar para manifestar e espalhar a felicidade pelo planeta. É um caminho que não apenas expande o crescimento de nossa alma, como também promove o potencial coletivo do mundo em que vivemos.

Programas e Eventos

Os templos da Happy Science oferecem regularmente eventos, programas e seminários. Junte-se às nossas sessões de meditação, assista às nossas palestras, participe dos grupos de estudo, seminários e eventos literários. Nossos programas ajudarão você a:

- aprofundar sua compreensão do propósito e significado da vida;
- melhorar seus relacionamentos conforme você aprende a amar incondicionalmente;
- aprender a tranquilizar a mente, mesmo em dias estressantes, pela prática da contemplação e da meditação;
- aprender a superar os desafios da vida e muito mais.

CONTATOS

A Happy Science é uma organização mundial, com centros de fé espalhados pelo globo. Para ver a lista completa dos centros, visite a página happy-science.org (em inglês). A seguir encontram-se alguns dos endereços da Happy Science:

BRASIL

São Paulo (Matriz)
Rua Domingos de Morais 1154,
Vila Mariana, São Paulo, SP
CEP 04010-100, Brasil
Tel.: 55-11-5088-3800
E-mail: sp@happy-science.org
Website: happyscience.com.br

São Paulo (Zona Sul)
Rua Domingos de Morais 1154,
Vila Mariana, São Paulo, SP
CEP 04010-100, Brasil
Tel.: 55-11-5088-3800
E-mail: sp_sul@happy-science.org

São Paulo (Zona Leste)
Rua Fernão Tavares 124,
Tatuapé, São Paulo, SP
CEP 03306-030, Brasil
Tel.: 55-11-2295-8500
E-mail: sp_leste@happy-science.org

São Paulo (Zona Oeste)
Rua Rio Azul 194,
Vila Sônia, São Paulo, SP
CEP 05519-120, Brasil
Tel.: 55-11-3061-5400
E-mail: sp_oeste@happy-science.org

Campinas
Rua Joana de Gusmão 108,
Jd. Guanabara, Campinas, SP
CEP 13073-370, Brasil
Tel.: 55-19-4101-5559

Capão Bonito
Rua Benjamin Constant 225,
Centro, Capão Bonito, SP
CEP 18300-322, Brasil
Tel.: 55-15-3543-2010

Jundiaí
Rua Congo 447,
Jd. Bonfiglioli, Jundiaí, SP
CEP 13207-340, Brasil
Tel.: 55-11-4587-5952
E-mail: jundiai@happy-science.org

Londrina
Rua Piauí 399, 1º andar, sala 103,
Centro, Londrina, PR
CEP 86010-420, Brasil
Tel.: 55-43-3322-9073

• Os Verdadeiros Oito Corretos Caminhos •

Santos / São Vicente
Tel.: 55-13-99158-4589
E-mail: santos@happy-science.org

Sorocaba
Rua Dr. Álvaro Soares 195, sala 3,
Centro, Sorocaba, SP
CEP 18010-190, Brasil
Tel.: 55-15-3359-1601
E-mail: sorocaba@happy-science.org

Rio de Janeiro
Rua Barão do Flamengo 32, 10º andar,
Flamengo, Rio de Janeiro, RJ
CEP 22220-080, Brasil
Tel.: 55-21-3486-6987
E-mail: riodejaneiro@happy-science.org

ESTADOS UNIDOS E CANADÁ

Nova York
79 Franklin St.,
Nova York, NY 10013
Tel.: 1-212-343-7972
Fax: 1-212-343-7973
E-mail: ny@happy-science.org
Website: happyscience-na.org

Los Angeles
1590 E. Del Mar Blvd.,
Pasadena, CA 91106
Tel.: 1-626-395-7775
Fax: 1-626-395-7776
E-mail: la@happy-science.org
Website: happyscience-na.org

San Francisco
525 Clinton St.,
Redwood City, CA 94062
Tel./Fax: 1-650-363-2777
E-mail: sf@happy-science.org
Website: happyscience-na.org

Havaí – Honolulu
Tel.: 1-808-591-9772
Fax: 1-808-591-9776
E-mail: hi@happy-science.org
Website: happyscience-na.org

Havaí – Kauai
4504 Kukui Street,
Dragon Building Suite 21,
Kapaa, HI 96746
Tel.: 1-808-822-7007
Fax: 1-808-822-6007
E-mail: kauai-hi@happy-science.org
Website: happyscience-na.org

Flórida
5208 8th St., Zephyrhills,
Flórida 33542
Tel.: 1-813-715-0000
Fax: 1-813-715-0010
E-mail: florida@happy-science.org
Website: happyscience-na.org

Toronto (Canadá)
845 The Queensway Etobicoke,
ON M8Z 1N6, Canadá
Tel.: 1-416-901-3747
E-mail: toronto@happy-science.org
Website: happy-science.ca

• CONTATOS •

INTERNACIONAL

Tóquio
1-6-7 Togoshi, Shinagawa
Tóquio, 142-0041, Japão
Tel.: 81-3-6384-5770
Fax: 81-3-6384-5776
E-mail: tokyo@happy-science.org
Website: happy-science.org

Londres
3 Margaret St.,
Londres, W1W 8RE, Reino Unido
Tel.: 44-20-7323-9255
Fax: 44-20-7323-9344
E-mail: eu@happy-science.org
Website: happyscience-uk.org

Sydney
516 Pacific Hwy, Lane Cove North,
NSW 2066, Austrália
Tel.: 61-2-9411-2877
Fax: 61-2-9411-2822
E-mail: sydney@happy-science.org
Website: happyscience.org.au

Nepal
Kathmandu Metropolitan City
Ward No 15, Ring Road, Kimdol,
Sitapaila Kathmandu, Nepal
Tel.: 977-1-427-2931
E-mail: nepal@happy-science.org

Uganda
Plot 877 Rubaga Road, Kampala
P.O. Box 34130, Kampala, Uganda
Tel.: 256-79-3238-002
E-mail: uganda@happy-science.org

Tailândia
19 Soi Sukhumvit 60/1,
Bang Chak, Phra Khanong,
Bancoc, 10260, Tailândia
Tel.: 66-2-007-1419
E-mail: bangkok@happy-science.org
Website: happyscience-thai.org

França
56-60 rue Fondary 75015
Paris, França
Tel.: 33-9-50-40-11-10
Website: www.happyscience-fr.org

Alemanha
Rheinstr. 63, 12159
Berlim, Alemanha
Tel.: 49-30-7895-7477
E-mail: kontakt@happy-science.de

Filipinas Taytay
LGL Bldg, 2nd Floor,
Kadalagaham cor,
Rizal Ave. Taytay,
Rizal, Filipinas
Tel.: 63-2-5710686
E-mail: philippines@happy-science.org

Seul
74, Sadang-ro 27-gil,
Dongjak-gu, Seoul, Coreia do Sul
Tel.: 82-2-3478-8777
Fax: 82-2- 3478-9777
E-mail: korea@happy-science.org

Taipé
Nº 89, Lane 155, Dunhua N. Road.,
Songshan District, Cidade de Taipé 105,
Taiwan
Tel.: 886-2-2719-9377
Fax: 886-2-2719-5570
E-mail: taiwan@happy-science.org

Malásia
Nº 22A, Block 2, Jalil Link Jalan Jalil
Jaya 2, Bukit Jalil 57000, Kuala Lumpur,
Malásia
Tel.: 60-3-8998-7877
Fax: 60-3-8998-7977
E-mail: malaysia@happy-science.org
Website: happyscience.org.my

OUTROS LIVROS DE RYUHO OKAWA

Série Leis

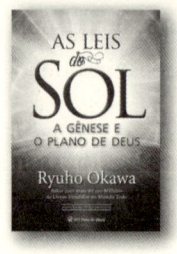

As Leis do Sol – *A Gênese e o Plano de Deus*
IRH Press do Brasil

Ao compreender as leis naturais que regem o universo e desenvolver sabedoria pela reflexão com base nos Oito Corretos Caminhos, o autor mostra como acelerar nosso processo de desenvolvimento e ascensão espiritual. Edição revista e ampliada.

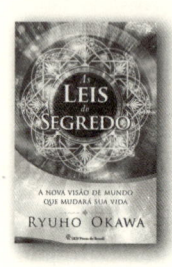

As Leis do Segredo
A Nova Visão de Mundo que Mudará Sua Vida
IRH Press do Brasil

Qual é a Verdade espiritual que permeia o universo? Que influências invisíveis aos olhos sofremos no dia a dia? Como podemos tornar nossa vida mais significativa? Abra sua mente para a visão de mundo apresentada neste livro e torne-se a pessoa que levará coragem e esperança aos outros aonde quer que você vá.

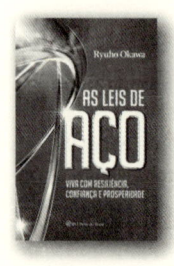

As Leis de Aço
Viva com Resiliência, Confiança e Prosperidade
IRH Press do Brasil

A palavra "aço" refere-se à nossa verdadeira força e resiliência como filhos de Deus. Temos o poder interior de manifestar felicidade e prosperidade, e superar qualquer mal ou conflito que atrapalhe a próxima Era de Ouro.

• Outros Livros de Ryuho Okawa •

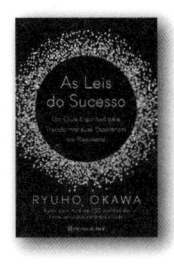

As Leis do Sucesso – *Um Guia Espiritual para Transformar suas Esperanças em Realidade*
IRH Press do Brasil

O autor mostra quais são as posturas mentais e atitudes que irão empoderá-lo, inspirando-o para que possa vencer obstáculos e viver cada dia de maneira positiva e com sentido. Aqui está a chave para um novo futuro, cheio de esperança, coragem e felicidade!

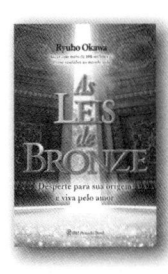

As Leis de Bronze
Desperte para sua origem e viva pelo amor
IRH Press do Brasil

Okawa nos encoraja a encontrar o amor de Deus dentro de cada um e a conhecer a Verdade universal. Com ela, é possível construir a fé, que é altruísta e forte como as portas de bronze das seculares igrejas cristãs europeias, que protegem nossa felicidade espiritual de quaisquer dificuldades.

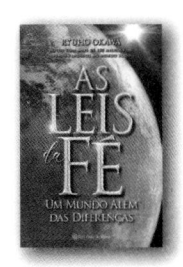

As Leis da Fé
Um Mundo Além das Diferenças
IRH Press do Brasil

Sem Deus é impossível haver elevação do caráter e da moral do ser humano. As pessoas são capazes de nutrir sentimentos sublimes quando creem em algo maior do que elas mesmas. Eis aqui a chave para aceitar a diversidade, harmonizar os indivíduos e as nações e criar um mundo de paz e prosperidade.

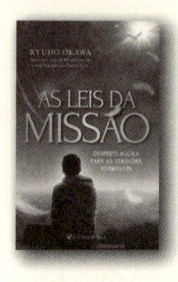

As Leis da Missão
Desperte Agora para as Verdades Espirituais
IRH Press do Brasil

O autor afirma: "Agora é a hora". Quando a humanidade está se debatendo no mais profundo sofrimento, é nesse momento que Deus está mais presente. Estas também são as leis da salvação, do amor, do perdão e da verdade. Construa um túnel para perfurar a montanha da teoria.

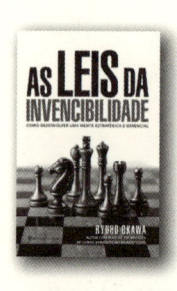

As Leis da Invencibilidade – *Como Desenvolver uma Mente Estratégica e Gerencial*
IRH Press do Brasil

Okawa afirma: "Desejo fervorosamente que todos alcancem a verdadeira felicidade neste mundo e que ela persista na vida após a morte. Um intenso sentimento meu está contido na palavra 'invencibilidade'. Espero que este livro dê coragem e sabedoria àqueles que o leem hoje e às gerações futuras".

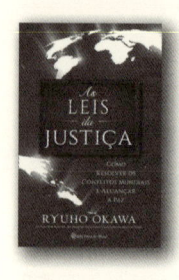

As Leis da Justiça – *Como Resolver os Conflitos Mundiais e Alcançar a Paz*
IRH Press do Brasil

Neste livro, o autor assumiu o desafio de colocar as revelações de Deus como um tema de estudo acadêmico. Buscou formular uma imagem de como a justiça deveria ser neste mundo, vista da perspectiva de Deus ou de Buda. Alguns de seus leitores sentirão nestas palavras a presença de Deus no nível global.

• Outros Livros de Ryuho Okawa •

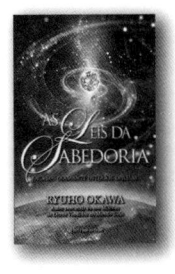

As Leis da Sabedoria
Faça Seu Diamante Interior Brilhar
IRH Press do Brasil

A única coisa que o ser humano leva consigo para o outro mundo após a morte é seu *coração*. E dentro dele reside a *sabedoria*, a parte que preserva o brilho de um diamante. O mais importante é jogar um raio de luz sobre seu modo de vida e produzir magníficos cristais durante sua preciosa passagem pela Terra.

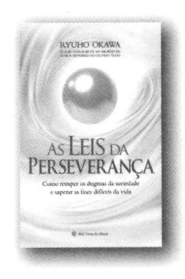

As Leis da Perseverança – *Como Romper os Dogmas da Sociedade e Superar as Fases Difíceis da Vida* – IRH Press do Brasil

Você pode mudar sua forma de pensar e vencer os obstáculos da vida apoiando-se numa força especial: a perseverança. O autor compartilha seus segredos no uso da perseverança e do esforço para fortalecer sua mente, superar suas limitações e resistir ao longo do caminho que o levará a uma vitória infalível.

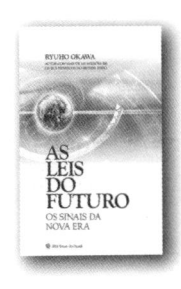

As Leis do Futuro
Os Sinais da Nova Era
IRH Press do Brasil

O futuro está em suas mãos. O destino não é algo imutável e pode ser alterado por seus pensamentos e suas escolhas: tudo depende de seu despertar interior. Podemos encontrar o Caminho da Vitória usando a força do pensamento para obter sucesso na vida material e espiritual.

• Os Verdadeiros Oito Corretos Caminhos •

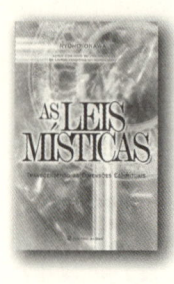

As Leis Místicas
Transcendendo as Dimensões Espirituais
IRH Press do Brasil

Aqui são esclarecidas questões sobre espiritualidade, misticismo, possessões e fenômenos místicos, comunicações espirituais e milagres. Você compreenderá o verdadeiro significado da vida na Terra, fortalecerá sua fé e despertará o poder de superar seus limites.

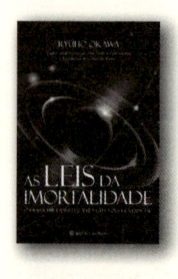

As Leis da Imortalidade
O Despertar Espiritual para uma Nova Era Espacial
IRH Press do Brasil

As verdades sobre os fenômenos espirituais, as leis espirituais eternas e como elas moldam o nosso planeta. Milagres e ocorrências espirituais dependem não só do Mundo Celestial, mas sobretudo de cada um de nós e do poder em nosso interior – o poder da fé.

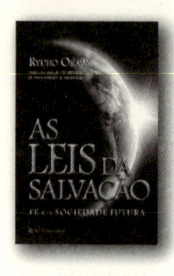

As Leis da Salvação
Fé e a Sociedade Futura
IRH Press do Brasil

O livro fala sobre a fé e aborda temas importantes como a verdadeira natureza do homem enquanto ser espiritual, a necessidade da religião, a existência do bem e do mal, o papel das escolhas, a possibilidade do apocalipse, como seguir o caminho da fé e ter esperança no futuro.

• OUTROS LIVROS DE RYUHO OKAWA •

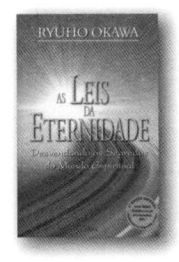

As Leis da Eternidade – *A Revelação dos Segredos das Dimensões Espirituais do Universo*
Editora Cultrix

O autor revela os aspectos multidimensionais do Outro Mundo, descrevendo suas dimensões, características e leis. Ele também explica por que é essencial para nós compreendermos a estrutura e a história do mundo espiritual e percebermos a razão de nossa vida.

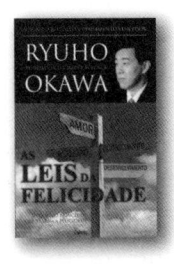

As Leis da Felicidade
Os Quatro Princípios para uma Vida Bem-Sucedida
Editora Cultrix

Uma introdução básica sobre os Princípios da Felicidade: Amor, Conhecimento, Reflexão e Desenvolvimento. Se as pessoas conseguirem dominá-los, podem fazer sua vida brilhar, tanto neste mundo como no outro, e escapar do sofrimento para alcançar a verdadeira felicidade.

SÉRIE AUTOAJUDA

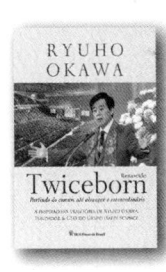

Twiceborn – Renascido
Partindo do comum até alcançar o extraordinário
IRH Press do Brasil

Twiceborn está repleto de uma sabedoria atemporal que irá incentivar você a não ter medo de ser comum e a vencer o "eu fraco" com esforços contínuos. Eleve seu autoconhecimento, seja independente, empenhe-se em desenvolver uma perspectiva espiritual e desperte para os diversos valores da vida.

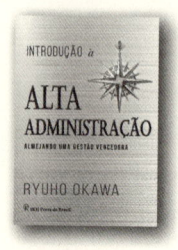

Introdução à Alta Administração
Almejando uma Gestão Vencedora
IRH Press do Brasil

Almeje uma gestão vencedora com: os 17 pontos-chave para uma administração de sucesso; a gestão baseada em conhecimento; atitudes essenciais que um gestor deve ter; técnicas para motivar os funcionários; a estratégia para sobreviver a uma recessão.

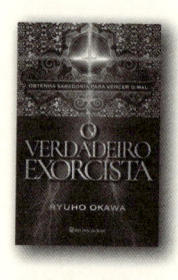

O Verdadeiro Exorcista
Obtenha Sabedoria para Vencer o Mal
IRH Press do Brasil

Assim como Deus e os anjos existem, também existem demônios e maus espíritos. Esses espíritos maldosos penetram na mente das pessoas, tornando-as infelizes e espalhando infelicidade àqueles ao seu redor. Aqui o autor apresenta métodos poderosos para se defender do ataque repentino desses espíritos.

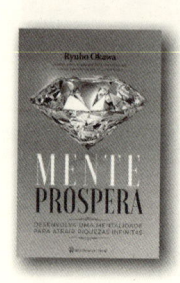

Mente Próspera – *Desenvolva uma Mentalidade para Atrair Riquezas Infinitas*
IRH Press do Brasil

Okawa afirma que não há problema em querer ganhar dinheiro se você procura trazer algum benefício à sociedade. Ele dá orientações valiosas como: a atitude mental de *não rejeitar a riqueza*, a filosofia do *dinheiro é tempo*, como manter os espíritos da pobreza afastados, entre outros.

• OUTROS LIVROS DE RYUHO OKAWA •

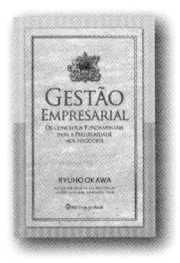

Gestão Empresarial – *Os Conceitos Fundamentais para a Prosperidade nos Negócios*
IRH Press do Brasil

Uma obra muito útil tanto para os gestores empresariais como para aqueles que pretendem ingressar no mundo dos negócios. Os princípios aqui ensinados podem transformar um pequeno empreendimento em uma grande empresa, do porte daquelas cujas ações são negociadas na Bolsa de Valores.

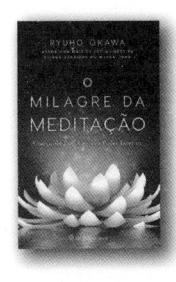

O Milagre da Meditação – *Conquiste Paz, Alegria e Poder Interior* – IRH Press do Brasil

A meditação pode abrir sua mente para o potencial de transformação que existe dentro de você e conecta sua alma à sabedoria celestial, tudo pela força da fé. Este livro combina o poder da fé e a prática da meditação para ajudá-lo a conquistar paz interior e cultivar uma vida repleta de altruísmo e compaixão.

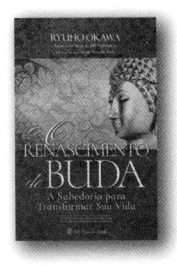

O Renascimento de Buda
A Sabedoria para Transformar Sua Vida
IRH Press do Brasil

A essência do budismo nunca foi pregada de forma tão direta como neste livro. Em alguns trechos, talvez os leitores considerem as palavras muito rigorosas, mas o caminho que lhes é indicado é também bastante rigoroso, pois não há como atingir o pico da montanha da Verdade Búdica portando-se como simples espectador.

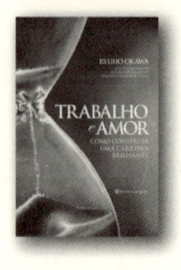

Trabalho e Amor
Como Construir uma Carreira Brilhante
IRH Press do Brasil

Okawa introduz dez princípios para você desenvolver sua vocação e conferir valor, propósito e uma devoção de coração ao seu trabalho. Você irá descobrir princípios que propiciam: atitude mental voltada para o desenvolvimento e a liderança; avanço na carreira; saúde e vitalidade duradouras.

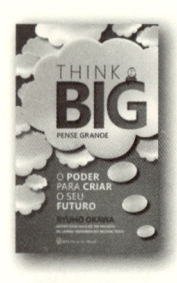

THINK BIG – Pense Grande
O Poder para Criar o Seu Futuro
IRH Press do Brasil

A ação começa dentro da mente. A capacidade de criar de cada pessoa é limitada por sua capacidade de pensar. Com este livro, você aprenderá o verdadeiro significado do Pensamento Positivo e como usá-lo de forma efetiva para concretizar seus sonhos.

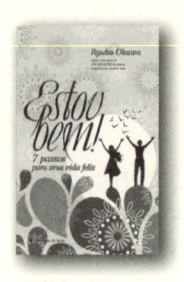

Estou Bem!
7 Passos para uma Vida Feliz
IRH Press do Brasil

Este livro traz filosofias universais que irão atender às necessidades de qualquer pessoa. Um tesouro repleto de reflexões que transcendem as diferenças culturais, geográficas, religiosas e étnicas. É uma fonte de inspiração e transformação com instruções concretas para uma vida feliz.

• Outros Livros de Ryuho Okawa •

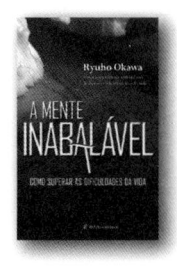

A Mente Inabalável
Como Superar as Dificuldades da Vida
IRH Press do Brasil

Para o autor, a melhor solução para lidar com os obstáculos da vida – sejam eles problemas pessoais ou profissionais, tragédias inesperadas ou dificuldades contínuas – é ter uma mente inabalável. E você pode conquistar isso ao adquirir confiança em si mesmo e alcançar o crescimento espiritual.

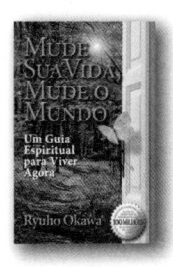

Mude Sua Vida, Mude o Mundo
Um Guia Espiritual para Viver Agora
IRH Press do Brasil

Este livro é uma mensagem de esperança, que contém a solução para o estado de crise em que vivemos hoje. É um chamado para nos fazer despertar para a Verdade de nossa ascendência, a fim de que todos nós possamos reconstruir o planeta e transformá-lo numa terra de paz, prosperidade e felicidade.

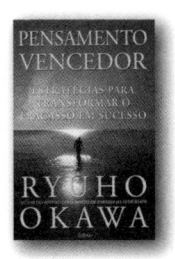

Pensamento Vencedor – *Estratégia para T ransformar o Fracasso em Sucesso* – Editora Cultrix

Esse pensamento baseia-se nos ensinamentos de reflexão e desenvolvimento necessários para superar as dificuldades da vida e obter prosperidade. Ao estudar a filosofia contida neste livro e colocá-la em prática, você será capaz de declarar que não existe essa coisa chamada *derrota* – só existe o *sucesso*.

SÉRIE FELICIDADE

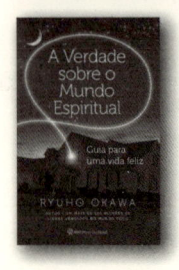

A Verdade sobre o Mundo Espiritual
Guia para uma vida feliz – IRH Press do Brasil

Em forma de perguntas e respostas, este precioso manual vai ajudá-lo a compreender diversas questões importantes sobre o mundo espiritual. Entre elas: o que acontece com as pessoas depois que morrem? Qual é a verdadeira forma do Céu e do Inferno? O tempo de vida de uma pessoa está predeterminado?

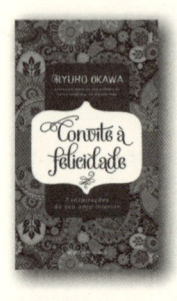

Convite à Felicidade – *7 Inspirações do Seu Anjo Interior* – IRH Press do Brasil

Este livro traz métodos práticos que ajudarão você a criar novos hábitos para ter uma vida mais leve, despreocupada, satisfatória e feliz. Por meio de sete inspirações, você será guiado até o anjo que existe em seu interior: a força que o ajuda a obter coragem e inspiração e ser verdadeiro consigo mesmo.

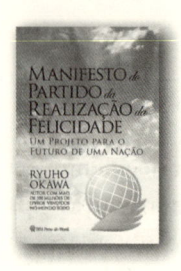

Manifesto do Partido da Realização da Felicidade – *Um Projeto para o Futuro de uma Nação* IRH Press do Brasil

Nesta obra, o autor declara: "Devemos mobilizar o potencial das pessoas que reconhecem a existência de Deus e de Buda, além de acreditar na Verdade, e trabalhar para construir uma utopia mundial. Devemos fazer do Japão o ponto de partida de nossas atividades políticas e causar impacto no mundo todo".

• Outros Livros de Ryuho Okawa •

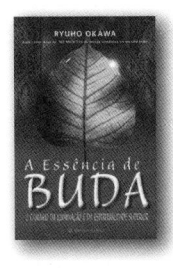

A Essência de Buda
O Caminho da Iluminação e da Espiritualidade Superior – IRH Press do Brasil

Este guia almeja orientar aqueles que estão em busca da iluminação. Você descobrirá que os fundamentos espiritualistas, tão difundidos hoje, na verdade foram ensinados por Buda Shakyamuni, como os Oito Corretos Caminhos, as Seis Perfeições, a Lei de Causa e Efeito e o Carma, entre outros.

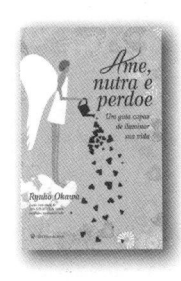

Ame, Nutra e Perdoe
Um Guia Capaz de Iluminar Sua Vida
IRH Press do Brasil

O autor revela os segredos para o crescimento espiritual por meio dos *Estágios do amor*. Cada estágio representa um nível de elevação. O objetivo do aprimoramento da alma humana na Terra é progredir por esses estágios e conseguir desenvolver uma nova visão do amor.

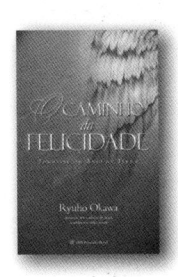

O Caminho da Felicidade
Torne-se um Anjo na Terra
IRH Press do Brasil

Aqui se encontra a íntegra dos ensinamentos de Ryuho Okawa, que servem de introdução aos que buscam o aperfeiçoamento espiritual: são *Verdades Universais* que podem transformar sua vida e conduzi-lo para o caminho da felicidade.

• Os Verdadeiros Oito Corretos Caminhos •

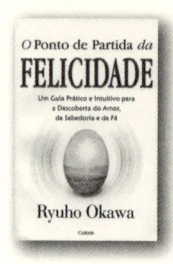

O Ponto de Partida da Felicidade – *Um Guia Prático e Intuitivo para Descobrir o Amor, a Sabedoria e a Fé.* Editora Cultrix

Como seres humanos, viemos a este mundo sem nada e sem nada o deixaremos. Podemos nos dedicar a conquistar bens materiais ou buscar o verdadeiro caminho da felicidade – construído com o amor que dá, que acolhe a luz. Okawa nos mostra como alcançar a felicidade e ter uma vida plena de sentido.

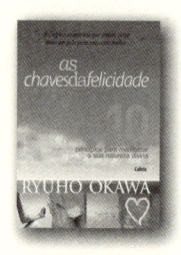

As Chaves da Felicidade – *Os 10 Princípios para Manifestar a Sua Natureza Divina* Editora Cultrix

Neste livro, o autor ensina de forma simples e prática os dez princípios básicos – Felicidade, Amor, Coração, Iluminação, Desenvolvimento, Conhecimento, Utopia, Salvação, Reflexão e Oração – que servem de bússola para nosso crescimento espiritual e nossa felicidade.

SÉRIE ENTREVISTAS ESPIRITUAIS

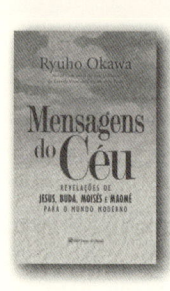

Mensagens do Céu – *Revelações de Jesus, Buda, Moisés e Maomé para o Mundo Moderno* IRH Press do Brasil

Mensagens desses líderes religiosos, recebidas por comunicação espiritual, para as pessoas de hoje. Você compreenderá como eles influenciaram a humanidade e por que cada um deles foi um mensageiro de Deus empenhado em guiar as pessoas.

• Outros Livros de Ryuho Okawa •

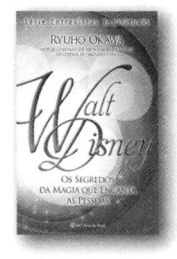

Walt Disney – *Os Segredos da Magia que Encanta as Pessoas* – IRH Press do Brasil

Graças à sua atuação diversificada, Walt Disney estabeleceu uma base sólida para seus empreendimentos. Nesta entrevista espiritual, ele nos revela os segredos do sucesso que o consagrou como um dos mais bem-sucedidos empresários da área de entretenimento do mundo contemporâneo.

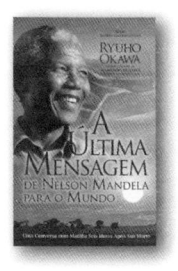

A Última Mensagem de Nelson Mandela para o Mundo – *Uma Conversa com Madiba Seis Horas Após Sua Morte* – IRH Press do Brasil

Mandela transmitiu a Okawa sua última mensagem de amor e justiça para todos, antes de retornar ao mundo espiritual. Porém, a revelação mais surpreendente é que Mandela é um Grande Anjo de Luz, trazido a este mundo para promover a justiça divina.

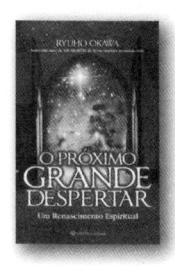

O Próximo Grande Despertar
Um Renascimento Espiritual
IRH Press do Brasil

Esta obra traz revelações surpreendentes, que podem desafiar suas crenças: a existência de Espíritos Superiores, Anjos da Guarda e alienígenas aqui na Terra. São mensagens transmitidas pelos Espíritos Superiores a Okawa, para que você compreenda a verdade sobre o que chamamos de *realidade*.

Para mais informações, acesse:
www.okawalivros.com.br